健康 ことわざ集
－付・英訳－

山中 克己 著

東京教学社

はじめに

　数十年前、「健全な精神は、健全な身体に宿る。」"A sound mind in a sound body." という諺にふれた。健全なという言葉が繰り返され、精神と身体が対比されており、日本文も英文も覚えやすいものであった。その意味は健全な身体があって、その上に健全な精神があることを意味しており、このように翻訳している辞書や書物もあった。裏をかえせば、身体に障害があれば、健全な精神がないということである。なんとなく違和感を持ち続けていた。その後、この翻訳は間違いであることが分かった。正しい意味は「健全な身体に、健全な精神が宿らんことを。」という願望を述べたものであり、このことが諺に興味を持った一つであった。さらに、もう一つのきっかけは、科学が確立していない時代に、多くの経験から諺は作られたことである。動物実験や化学分析が確立していないときに、どんな諺があったのか、それらは、現代でも正しいのかということにも興味があった。

　ここに、私が専門にしている健康や医学分野に関する諺を集めたが、一部行政や各種団体の標語も入れた。将来は諺になっていくと考えられる。

　日本語の諺に英文を付けた。英語の諺が先にあり、翻訳されて日本語の諺があるのか、またその逆なのか、おのおのが独立した歴史があるのかは言及しなかった。英語が世界語になりつつある今日、英文の諺が将来に役に立てばと考える。

　この著作を書くに当たり、多くの諺に関する辞書や書物を参考にさせていただいた。著者の皆様に感謝したい。

　さらに、著作を推進させたのは、私が勤務している名古屋学芸大学、名古屋外国語大学の講義、「疾病学」、「医療福祉概論」、「日本食文化論」などに、これらの諺の知識が一つの清涼剤になれば良いと思い随所で使った。この意味では私の講義を熱心に聞いてくれた日本人学生、外国からの留学生の皆様に感謝しなければならない。

　2017 年秋

山中　克己

目 次

1編 健康

1. 健全な身体 …………………………………… *1*
   「健全な身体に、健全な精神が宿らんことを。」
   "*A sound mind in a sound body.*"
2. 健　康 …………………………………… *3*
   「健康は富にまさる。」"*Health is better than wealth.*"
3. 笑　い …………………………………… *5*
   「笑いは健康のもと。」"*Laughter makes good blood.*"
4. 早起き …………………………………… *7*
   「早起きは三文の得。／ 早起きの鳥は虫を捕らえる。」
   "*The early bird catches the worm.*"
5. 運　動 …………………………………… *9*
   「運動は薬。」"*Exercise is the best medicine.*"
6. 咀　嚼 …………………………………… *10*
   「よく噛んで食べることこそ、最上の健康法。」
   "*Mastication is the best method to health.*"
7. 睡　眠 …………………………………… *12*
   「健康は睡眠から。」"*The beginning of health is sleep.*"

2編 人　生

8. 時　間 …………………………………… *15*
   「時は偉大な治療師である。」 "*Time is the great healer.*"
9. 短い人生 …………………………………… *17*
   「人生は短く、時は過ぎやすし。」"*Life is short and time is swift.*"
10. 苦悩の人生 …………………………………… *18*
    「長生きすると苦悩も多い。」"*Long life has long misery.*"

11. 生きる ……………………………………… *20*
   「長生きをして学べ。」 "Live and learn."

3編 男と女

12. 男 ……………………………………… *22*
   「男子色を好む。」 "A man is fond of love affairs."
13. 女 ……………………………………… *23*
   「女心と秋の空。」 "A woman's mind and winter wind change often."
14. 結 婚 ……………………………………… *24*
   「結婚はくじ引きである。」 "Marriage is a lottery."
15. 遺 伝 ……………………………………… *26*
   「子は親の性格をつぐ。」 "Children have the qualities of the parents."
16. 育 ち ……………………………………… *27*
   「氏より育ち。」 "Birth is much, breeding is more."
17. 養 育 ……………………………………… *29*
   「養育は資質にまさる。」 "Nurture is above nature."

4編 子どもから親

18. 子ども ……………………………………… *32*
   「子に過ぎたる宝なし。」
   "There are no treasures more precious than children."
19. 若い時 ……………………………………… *35*
   「若い時は二度ない。」 "Youth comes but once in a life-time."
20. 親 ……………………………………… *36*
   「親はなくても子は育つ。」 "Children grow even without parents."
21. 高齢者の知恵 ……………………………………… *38*
   「年寄りの言はめったにはずれない。」
   "An old man's sayings are seldom untrue."

22. 病弱な高齢者 ………………………………… *40*
　　「老齢は病気に満ちている。」 "Old age is full of infirmities."
23. 介　護 ………………………………………… *41*
　　「一に看病、二に薬。」 "In sickness, nursing first and medicine next."

5編　死

24. 肉体の死 ……………………………………… *43*
　　「死ほど確実なものはない。」 "Nothing so sure as death."
25. 脳　死 ………………………………………… *45*
　　「尊厳死の宣言。」 "Living will of dignified death."
26. 死後の世界 …………………………………… *47*
　　「死後の世界。」 "The world after death."
27. 死の質 ………………………………………… *48*
　　「クオリティ・オブ・デス。」 "Quality of Death."

6編　食習慣

28. 空　腹 ………………………………………… *50*
　　「空腹は最良のソースである。」 "Hunger is the best sauce."
29. 腹八分目 ……………………………………… *52*
　　「腹八分目に医者いらず。」 "Feed by measure and defy the physician."
30. 軽い夕食 ……………………………………… *53*
　　「軽い夕食は命を長くする。」 "Light supper makes long life."
31. 大　食 ………………………………………… *55*
　　「大食は多病のもと。」 "Many dishes make many diseases."
32. 共　食 ………………………………………… *57*
　　「共食と孤食。」 "Eating together and eating alone."
33. 食べ方 ………………………………………… *59*
　　「いらいら食い。」 "Binge eating."

34．食べ合わせ ……………………………………… *59*
　　「うなぎと梅干は、食べ合わせが悪い。」
　　　　"Eels and Umeboshi have a poisonous effect when eaten together."

7編　食　物

35．食物一般 ……………………………………… *62*
　　「人は食べる物で分かる。」*"You are what you eat."*
36．地産地消 ……………………………………… *64*
　　「地産地消。」*"Local production for local consumption."*
37．和　食 (1) ……………………………………… *65*
　　「一汁三菜。」*"One soup and three kinds of dishes."*
38．和　食 (2) ……………………………………… *66*
　　「和食は世界一の健康食である。」
　　　　"Washoku is the healthiest food in the world."
39．ビタミン物語 ………………………………… *68*
　　「オリザニン。」*"Oryzanin."*
40．医食同源 ……………………………………… *70*
　　「医食同源。」
　　　　"Medicine and one's daily food are equally important in making a sick body well."

8編　いろいろな食べ物

41．りんご ………………………………………… *72*
　　「1日1個のりんごは医者を遠ざける。」
　　　　"An apple a day keeps the doctor away."
42．果　物 ………………………………………… *74*
　　「果物をもっと食べよう。」*"Fruits & veggies—more matters."*

43. 大豆 *75*
　　「大豆は世界を救う。」"Soybeans save the world."

44. 米 *77*
　　「一粒に百手の功あたる。」"A grain of rice requires much labor."

45. パ　ン *79*
　　「パンは生命のかて。」"Bread is the staff of life."

46. 肉 *81*
　　「肉と服装が立派な人間を作る。」"Meat and cloth make the man."

47. 魚 *83*
　　「イワシは海の人参。」"Sardines are carrots in the sea."

48. 茶 *86*
　　「お茶は薬として始まった。」"Tea begins as a medicine."

49. プディング *89*
　　「ほめ言葉より、プディングが欲しい。」"Pudding before praise."

50. 牛乳・乳製品 *90*
　　「一杯の牛乳は寿命を一年延ばす。」
　　　　"A glass of milk lengthens the lifetime by one year."

51. ニンニク *91*
　　「ニンニクは七つの病に効く食べ物。」
　　　　"Garlic is the curative food of seven diseases."

9編　酒と煙草

52. 酒 *94*
　　「酒は百薬の長。」
　　　　"Good wine makes good blood. / Sake is the best of all medicines."

53. 煙　草 *97*
　　「煙草は百害あって一利なし。」
　　　　"Smoking produces a hundred evils and no good."

54．酒と法律 ·················· *102*
「アルコールと運転はうまが合わない。」
"*Alcohol drinking and driving don't mix.*"

10編　病　気

55．病気と人間 ·················· *104*
「人は病の器。」　"*Human being lives in the vessel of diseases .*"

56．病気の種類 ·················· *106*
「四百四病」　"*Four hundred and four diseases.*"

57．心身症 ·················· *108*
「病は気から。」
"*Fancy may kill or cure. / Illness often comes from worry. / You will get sick from too much worry.*"

58．季節と病気 ·················· *110*
「柿が赤くなると医者が青くなる。」
"*Doctors turn pale in the season when persimmons redden.*"

59．肥　満 ·················· *111*
「肥満は脳の働きを悪くする。」"*A fat body makes a dull brain.*"

60．ストレス ·················· *113*
「心労は猫を殺した。」"*Care killed the cat.*"

61．風　邪 ·················· *115*
「風邪は万病のもと。」"*A cold may develop into all kinds of illness.*"

62．糖尿病 ·················· *116*
「文明のあるところに糖尿病あり。」
"*There is diabetes mellitus in civilization.*"

11編　医師

63. 医師とは　……… 119
「最高の医師は栄養、休養、陽気の三博士。」
"The best doctors are Dr. Diet, Dr. Quiet, and Dr. Merry man."

64. 上医、中医、下医　……… 122
「上医は未病を治し、中医は病みかけている者を治し、下医は既に病んでいるものを治す。」
"The superior doctor prevents sickness, the mediocre doctor attends to impending sickness, the inferior doctor treats actual sickness."

65. 医師に対する批判　……… 123
「医師の方が病気よりも危険である。」
"The physician is more to be feared than the disease."

66. 患者　……… 126
「同病相憐れむ。」
"People with the same disease share sympathy. / Misery makes strange bedfellows."

12編　予防

67. 予防　……… 128
「予防は治療にまさる。」 "Prevention is better than cure."

68. 衛生　……… 130
「毎日入浴すれば、病気はおまえを避けて行く。」
"Bath early every day and sickness will avoid you."

69. 自然治癒力　……… 132
「自然が治し、医師は処置するだけ。」
"The doctor treats, nature heals."

13編 薬

70. 薬の効能 ……………………………………………… *133*
   「良薬は口に苦し。」 "Good medicine tastes bitter to the mouth."
71. 薬の意味 ……………………………………………… *135*
   「苦言は薬なり。」 "Unpleasant advice is good medicine."

14編 臓器

72. 目 ……………………………………………………… *137*
   「目は心の窓。」 "The eye is the window of the heart."
73. 耳 ……………………………………………………… *139*
   「耳は大、なるべく口は小なるべし。／広い耳に短い舌。」
   "Wide ears and a short tongue."
74. 口 ……………………………………………………… *139*
   「病は口から。」
   "Sickness starts with mouth. / The mouth is the gate of diseases."
75. 歯 ……………………………………………………… *141*
   「歯の敵は甘い物。」 "Sweet things are bad for the teeth."
76. 歯の数 ………………………………………………… *143*
   「８０２０（ハチマル・ニイマル）運動。」 "Eighty twenty movement."
77. 唾液 …………………………………………………… *144*
   「唾万病の薬。」 "Saliva is the best medicine for all diseases."
78. 胃 ……………………………………………………… *146*
   「軍隊は胃袋次第で戦う。」 "An army fights on its belly."
79. 血液 …………………………………………………… *147*
   「血は水よりも濃し。」 "Blood is thicker than water."
80. 肝臓 …………………………………………………… *148*
   「一寸の虫にも五分の魂。」
   "The fly has her spleen and the ant her gall. / Even a worm will turn."

15編　その他

81. **多様性** *149*
   「十人十色。」 "Ten men, ten tastes."

82. **馬　鹿** *150*
   「馬鹿と天才は紙一重。」
   　　"No great genius was ever without a mixture of fool."

83. **ことわざ** *152*
   「ことわざは巷の知恵なり。」 "Proverbs are the wisdom of the streets."

あとがき *155*
引用・参考文献 *156*
索　引 *161*

1編　健　康

1．健全な身体

「健全な身体に、健全な精神が宿らんことを。」
"A sound mind in a sound body."

　表題の諺はよく聞く。
　「健全なる精神は健全なる身体に宿る。」と訳されていることが多い。しかし、この訳にはある矛盾が感じられる。この訳では、健全な身体の持ち主のみが、健全なる精神を持ち、身体に障害があれば精神は健全でないという事になる。この事は、すでに幾人かの英文学者が指摘しているところであり、誤訳ということになっている。
　1995年の第24回日本医学会総会で、大江健三郎氏が講演されている。
　「私はひとつの驚きとともに発見した事があります。それも光（講演者の御子息の名前）をめぐってのことなのですが、光に障害がある、ということで気になり始めた言葉に、子どもの時から目にしていたものですが、"健全な精神は健全な身体に宿る"という成句がありました。（途中略）息子の成長のある段階、それがどのような文脈か、気になり調べたのです。そして、それがローマの風刺詩人ユヴェナリス（Juvenalis）の風刺詩第10歌からきていると知ったのです。『諸君が、神々から、何かをもとめたいというのなら、こう願うが良い。健全な身体に健全な心を宿らせてくれと、死の恐怖にも平然たる剛毅な精神を与えよと。人生の最後を自然の贈り物として受けとる心を。』（国原吉之助訳）。私は、さきの健全な身体、健全な魂の議論が、死を前にしての考えと一緒にされていることに大きい印象を受けたものです。そして、あらためて、癒されることと死を対立項でなく両立するもの、むしろ支え合う二本の柱と

して考えるようになりました。」

　以上が大江氏の講演の一部である。

　ユヴェナリスの詩は"It is to be desired that a sound mind should be in a sound body."であり、この訳は「健全な身体に、健全な精神が宿らんことを。」としているものが主流になっている。なお、ユヴェナリスの風刺詩以降、以下の言葉が使われている。

「まず始めに、我々は健全な体に健全な心が宿らんことを祈るべきだ。」
　　"Most chiefly ought our prayers to be made, for healthy mind within a body sound."　(1578)

「精神の傾向は身体の体質によってきまる。」
　　"The disposition of the mind follows the constitution of the body."　(1586)

「健全な身体に健全な精神は、人類の究極の喜びである。」
　　"A sound mind in a sound body is the perfection of human bliss."　(1692)

「人間に与えられる健康状態は、健全な身体に健全な精神である。」
　　"Conditions which will give to the native a sound mind in a sound body."　(1912)

　古来より、我々人類はいかに健全な身体と健全な精神を願ってきたかが分かる。世界保健機関の憲章の中に、健康の定義として、

「健康とは単に疾病や虚弱な状態でないばかりでなく、身体的、精神的ならびに社会的に健全な状態である。」
　　"Health is a state of complete physical, mental and social well-being and not merely the absence of disease or infirmity."

がある。この憲章も我々人類の究極の目的として、健康願望であることを感じる。

<文献>
1. 第24回日本医学会総会『会誌（1）』1955、名古屋
2. The Oxford Dictionary of English Proverbs, The third edition, Edited by F. P. Wilson, Oxford University Press, Oxford, 1995.

2. 健　康

「健康は富にまさる。」
"Health is better than wealth."

　健康は人間が常に求めているものであり、諺も多い。しかし、健康の定義は難しい。
　「病気になって初めて健康の価値が分かる。」
　　　　"Health is not valued till sickness comes."
のように、病気でないことが、健康であると言えるが、それでは病気の定義はと聞かれると堂々めぐりになってしまう。
　沢潟久敬（おもだかひさゆき）氏は「健康とは生命が充実し、そのはたらきが十分に発揮されている状態とも言えよう。」と定義している。もう一人フランスのルネ・デュボス（Rene Dubos）氏は「健康か病気かということは、生体が環境からの挑戦に適応しようと努力して成功したか、失敗したのかの表現である。」という。これらは、哲学的で難しいので、現在で一番使われているのが、世界保健機関の「健康とは単に疾病や虚弱な状態でないばかりでなく、身体的、精神的ならびに社会的に健全な状態である。」
"Health is a state of complete physical, mental and social well-being and not merely the absence of disease or infirmity." という定義である。
　健康に関する諺として、
　「健康は幸福なり。」"Health is happiness."

「健康は大いなる財産。」"Health is great riches."
「健康は計り知れない価値がある。」"Good health is priceless."
「健康な人は、富者にしてその富者たるをしらず。」
　　　　"He who has health is rich and doesn't know it."
「富で健康は買えない。」"Wealth can buy no health."
「貧乏は健康の母。」"Poverty is the mother of health."
「健康を害して初めて健康の価値が分かる。」
　　　　"Health is not valued till sickness comes."
「健康を失えばすべてを失う。」"If you lack health you lack everything."
「健康な人には希望があり、希望のある人にはすべてがある。」
　　　　"He who has health has hope, and he has hope has everything."
「病気は自分で分かるが、健康はまったく自分で分からない。」
　　　　"Sickness is felt, but health not at all."
があり、健康の大切さを他のものと比較して述べている。
　「健康は学識にまさる。」"Health is worth than learning."
もあるが、この意味は健康を害すれば、学ぶ気力や体力もなくなるという意味である。
　しかし、反対に、
「健康者はまっさきに死ぬ。」"The healthy die first."
「人は最悪の健康状態のときに、最高の精神の持ち主になる。」
　　　　"We are usually the best men when in the worst health."
「金がない健康は、半ば病人である。」
　　　　"Health without money is half a sickness (or malady)."
「良い妻と健康は、男の最上の富である。」
　　　　"A good wife and health is a man's best wealth."
など、現実的なものもある。

＜文献＞
1. 沢潟久敬「医学概論　第Ⅰ部　科学について」誠信書房、1986
2. 沢潟久敬「医学概論　第Ⅱ部　生命について」誠信書房、1986
3. 沢潟久敬「医学概論　第Ⅲ部　医学について」誠信書房、1987
4. ルネ・デュボス（田多井吉之介訳）「健康という幻想」紀伊國屋書店、1977

3．笑　い

「笑いは健康のもと。」
"Laughter makes good blood."

　笑いはよき血をつくり、健康のもとである。笑いは「ストレス」と全く反対の概念である。また、人間だけが笑うことができる動物と言われている。

　笑いは体の緊張をなくし、我々の体に健康障害が起こりにくい状態を作っている。このことを昔の人々は経験的に知っており、旧約聖書の箴言に、

　　「陽気な心は良い薬、陰気な心は骨を枯らす。／心の楽しみは良い薬である、魂の憂いは骨を枯らす。」

　　　"A cheerful heart is good medicine, but a crushed spirit drives up the bones."

とある。健康と笑いに関する諺も多い。

　　「笑いは百薬の長。／笑いに勝る良薬なし。／笑いは人の薬。」

　　　"Laugh is the best medicine. / Laugh is medicine for everybody."

　　「楽しい心を持っていれば、長生きする。」"A merry heart lives long."

　　「笑って太れ。」"Laugh and grow fat. / Laugh and be fat."

　　「笑いは人を太らせる。」"Laughter will make one fat."

「よく笑い、たっぷり眠ることが医書にある最良の治療。」
"A good laugh and a long sleep are the best cures in the doctor's book."
などがある。
「泣いて暮らすも一生、笑って暮らすも一生。」
"As long lives a merry man as a sad."
「笑う門には福きたる。」
"Good fortune enters through the gate of laughter."
「幸運は楽しい家にやってくる。」"Fortune comes to a merry home."
「幸運は陽気な門から入る。」"Fortune enters at the merry gate."
「笑え、そうすればこの世も一緒に笑う。」
"Laugh, and the world will laugh with you."
「最初の共に笑うより、最後の微笑。」
"Better the last smile than the first laugher."
「最後に笑う者の笑いが最上。」"He laughs best who laughs last."
「勝者は笑う。」"He laughs that win."

この笑いと健康の関係を科学的に取り組むきっかけになったのは、1976年に発表されたノーマン・カズンズ（Norman Cousins）氏の医学論文と言われている。それは彼の体験の報告であった。彼は膠原病に罹った後、病気になった状況を振り返り、ストレスの多い生活を送っていたことに気が付いた。悪いストレスが病気の引き金になったのなら、良いストレスによって治すことができると考えた。彼は連日映画やユーモアの本で笑うことを実践した。その結果、良くなり職場復帰ができたというものであった。

　その後、漫才などの笑いが、免疫細胞の数を高め、糖尿病患者の血糖値を低くするという研究報告が見られるようになった。

　また、1日5回笑って、1日5回感動するのが具体的な実践法と言われている。

　笑いをマイナスに捉えている諺もある。

「笑う者は測るべからず。」
　笑う者はいつもにこにこして表情に出さず、真意が分からないという意味である。
「笑中に刀あり。」
「笑いの中に刃をとぐ。」
「笑中の刀、笑裏刀を蔵す。」
などは、うわべは笑っていても、内心は人を刺そうと思っている意味である。
「笑う顔には矢たたず。」
にこにこしている者は憎めないという意味であり、
「笑って損をした者なし。」
もある。

　＜文献＞
1. ノーマン・カズンズ（松田鏡訳）「笑いと治癒力」岩波書店、1996
2. 村上和雄「笑う！遺伝子──笑って健康遺伝子スイッチＯＮ」一二三書房、2004
3. 林啓子、山内恵子他「笑みからチカラ」メディカルレビュー社、2005
4. 高柳和江「笑いの医力」西村書店、2009

4．早起き

「早起きは三文の得。／ 早起きの鳥は虫を捕らえる。」
"The early bird catches the worm."

　表題の諺は、下記のように具体的にも示されている。
「早寝早起きは、人を健康に、お金持ちに、賢くする。」
　　"Early to bed and early to rise, makes a man healthy, wealthy, and wise."

早起きは、生活規範として、
「先んずれば人を制する。」
「早いが勝ち。／ 最初に来た者が最初に食物を供せられる。」
　　　　"First come, first served."
のように、いろいろな良い事があると言う。
　早起きに関する諺は、日本でも多くある。
「早起き三両　倹約二両。」
「朝起き七つの徳あり。」
「朝起きは三文の徳。」
「早起三千両夜起百両。」
などがあり、日本の諺には価値を示すのに、それを数字に置き換えている特徴がある。
「子羊とともに寝て、ひばりとともに起きなさい。」
　　　　"Go to bed with the lamb and rise with the lark."
「朝の一時間は夕方の二時間に値する。」
　　　　"An hour in the morning is worth two in the evening."
「最初に起きた牛は、最初の朝露を吸う。」
　　　　"The cow that's first up, gets the first of the dew."
があり、「早起きする人を神はたすける。」というスペインの諺もある。
　英国の伝承童話 "Mother Goose Rhymes" の中にある "Cock-Crow" では下記のように紹介されている。

Cocks crow in the morn	にわとりは朝、
To tell us to rise,	我々に起きなさいと鳴く。
And he who lies late	遅くまで寝ている子は
Will never he be wise;	偉くなれないと。
For early to bed	早寝
And early to rise,	早起きは、
Is the way to be healthy	健康になり

And wealthy and wise.　　　　　　お金持ちになり、偉くなる道です。

　朝起きの反対語は朝寝であり、朝寝を戒めている諺もある。

　「朝寝八石の損。」

　「朝寝する者は貧乏性。」

　「朝寝昼寝は貧乏のもと。」

　「宵(よい)っぱりの朝寝坊。」

などが示すように、夜遅くまで起きると、朝は早く起きることができない。早起きには、早寝が必要である。電気のない時代では、夜明けから日の沈むまでが人間の活動時間であった。さらに、生物学的にも人間の体内リズムは太陽と関係している。

　これを乱すと健康上の障害が起こる。現在、うつ病の患者が増えているという。一つの治療法として、早寝早起きがうつ病の改善に効果をもたらしたという報告もある。

5．運　動

「運動は薬。」

"Exercise is the best medicine."

　運動は肥満防止、ストレスの解消、糖尿病や骨粗鬆症の予防など、その効果が認められている。我々には約400個の骨格筋があり、それらが収縮していろいろな運動を行っている。農業が発達する前は、人間は狩猟や木の実を採ったりして生きてきた。当然、筋肉を使っており、動けなくては生きることはできない。

　現代社会は動くことが少なくなり、それだけ筋肉収縮に伴うエネルギー消費が減り、肥満が増えたと言われている。もっと運動をしてエネルギーを使い肥満を防ごうというわけである。また、筋肉の働きは、筋肉

の収縮だけではない。筋肉からは、筋収縮に関連しては多くのホルモン様の化学物質が分泌されていることも明らかになってきた。即ち、運動することにより、骨を強くし、食欲を減らす認知機能を良くし、インシュリン分泌を増やし、糖や脂肪の燃焼を促進する。

2007年から、米国医師会と米国スポーツ医学大学(the American College of Sports Medicine)が、表題の標語「運動は薬。」"Exercise is medicine."のもとに活動を開始した。この裏には米国の深刻な肥満者の増加がある。

適した運動をすべきである。しかし、実際どのくらいの運動が適しているのかは、各人の健康状態や環境の違いにより難しい。激しい運動は体に悪い。逆に毎日何もせず、食べて、受け身的にテレビを見て、寝るだけの生活は好ましくない。適切な運動として、早足歩き、軽いランニングは全身の血液循環を良くし組織の働きを盛んにする。体操は筋力を高め、筋肉・関節を柔軟にし、軽いスポーツは敏しょう性を高めストレスを解消する。特に、中・高齢者は、外出や散歩して、掃除や料理をして、趣味で運動をしている人はそれを続けて、できるだけ体を使うべきである。百年くらい前の時代に日本人のしていた生活、即ち電化製品も少なく、交通網も発達していなく、料理も自ら作らなくてはならない時代の生活が丁度良いのかも分からない。

6. 咀　嚼

「よく噛んで食べることこそ、最上の健康法。」
"Mastication is the best method to health."

栄養摂取の第一歩は、口腔での咀嚼(そしゃく)であり、重要である。しかし咀嚼に関する栄養学的な諺はほとんない。表題の文章は諺ではない。しかし、将来は諺になると考えられる。

噛むという言葉には二つの意味がある。一つは「噛みつく」ということであり、犬が人を噛むという意味と、「よく噛む」という咀嚼する意味である。

「噛みつく」という意味の諺は多い。

「窮鼠猫を噛む。」

"Despair makes cowards courageous. / A baited cat may grow as fierce as a lion."

これは絶体絶命の窮地に追い込まれれば、追い込まれた鼠は、猫を噛むという意味である。

「臍を噛む。」

臍はへそのことであり、自分の臍は噛もうとしても噛めないことは、どうにもならないことを悔やむことを意味する。

「飼い犬に手を噛まれる。」

噛みつくという意味であり、咀嚼という考えはない。

齋藤 滋氏は、「よく噛む」ことの8大効果を提唱している。それは、『卑弥呼の歯がいーぜ』である（卑弥呼とは、弥生時代の女帝である）。

「ひ」・・・肥満防止（満腹中枢に働きかけて食べすぎを防ぐ。）

「み」・・・味覚の発達（おいしさがよく分かるようになる。）

「こ」・・・言葉の発音がはっきり（はっきりとした言葉になる。）

「の」・・・脳の発達（噛むことは脳を活性化する。）

「は」・・・歯の病気予防（虫歯や歯周病になりにくくなる。）

「が」・・・唾液の効用によってがんを予防できる。

「い」・・・胃腸の働きを促進（胃腸の負担を軽減する。）

「ぜ」・・・全身の体力向上と全力投球（力いっぱい仕事や勉強ができる。）

近年、口腔に食べ物を入れ、咀嚼することが忘れ去られ、噛むことが省略されることが多くなった。特に、高齢者のターミナル期にはこの傾向が強い。

栄養補給の方法としては、栄養素を鼻腔から胃に入れる（鼻腔栄養法）、腹壁に穴を開けて注入する（胃ろう法）、鎖骨下静脈から入れる（中心静脈栄養法）、末梢静脈から入れる（いわゆる点滴）などの方法がある。しかし、原則として、人間は最後まで口腔に食べ物を入れ、栄養素を摂取するのが基本的人権と考えられる。

　＜文献＞
1. 齋藤　滋「よく噛んで食べる―忘れられた究極の健康法」NHK 出版、2006
2. 日本咀嚼学会編「咀嚼の本」口腔保健協会、2008
3. 日本咀嚼学会監修「サイコレオロジーと咀嚼」建帛社、1995

7．睡　眠

「健康は睡眠から。」
"The beginning of health is sleep."

　「睡眠は薬石にまさる。」 "Sleep is better than medicine."
という同意の諺がある。人は人生の約 3 分の 1 の時間を眠っているが、我々は睡眠のことをあまり知らない。電気やランプのない時代、人間は日の出とともに起き、日の入りと共に眠りにつくことが、何万年も繰り返され、体内の細胞に刻み込まれた。そして、1 日 24 時間のリズムが獲得され、その中で眠りと覚醒が繰り返されるようになった。おそらく、ラジオもテレビもないから、眠る環境は静かで、また光のない暗い環境であったと考えられる。この環境が現代大きく変わった。夜中でも騒音や強い光、精神的なストレス、深夜の勤務形態などが、体内時計と生体リズムを狂わせるようになった。
　睡眠の一番の問題は不眠であり、眠れない、すぐ起きるなどの睡眠時

間とその深さが問題になる。睡眠の客観的指標としての睡眠の深さや脳の活動状況は、脳波などを記録して作る睡眠ポリグラフでその様子が分かるようになった。これらによると、不眠の原因の第一位は、原因疾患がないのに、眠れないと悩む精神生理性不眠である。次いでうつ病などの精神障害にも不眠が起こる。うつ病の治療として、眠ろうとするのでなく、早起きをするという努力で治ったという例もある。

　逆に、日中の眠気が強い症状を過眠と定義している。過眠の一つとして睡眠時無呼吸症候群があり、寝ている時に、上気道がつまり、呼吸ができなくなり、その度に眠りが妨げられる。このため、昼間に眠気が起こる。この症候群の原因の一つが肥満である。

　2014年に国は「健康づくりのための睡眠指針12箇条」を出した。
1) 良い睡眠で、体も心も健康に。
2) 適度な運動、しっかり朝食、眠りと目覚めのメリハリを。
3) 良い睡眠は、生活習慣病予防につながります。
4) 睡眠による休養感は、心の健康に重要です。
5) 年齢や季節に応じて、昼間の眠気で困らない程度の睡眠を。
6) 良い睡眠のためには、環境づくりも重要です。
7) 若年世代は夜更かし避けて、体内時計のリズムを保つ。
8) 勤労世代の疲労回復・能率アップに、毎日十分な睡眠を。
9) 熟年世代は朝晩メリハリ、昼間に適度な運動で良い睡眠。
10) 眠くなってから寝床に入り、起きる時間は遅らせない。
11) いつもと違う睡眠には、要注意。
12) 眠れない、その苦しみをかかえずに、専門家に相談を。
の12項目である。

　「眠りの中で事はみな過ぎ去る。」"In sleep passes away."
がある。

　「よく笑い、たっぷり眠ることが医書にある最良の治療。」
　　　"A good laugh and a long sleep are the best cures in the doctor's book."

「真夜中以前の1時間の眠りは、以後の2時間分。」
"One hour's sleep before midnight, is worth two after."
があり、睡眠は健康に寄与している。逆に、
「眠りは大盗人、人生の半ばを奪い去る。」
"Sleep is the greatest thief, for it steals half one's life."
これは、眠りをもったいないと捉え、眠りがなければもっと仕事ができると言う。

眠りは意識がない状態であるので、死と同じ状態と捉えることもできる。
「眠りは死の兄弟である。」"Sleep is the brother of death."
「眠りは死の似姿である。」"Sleep is the image of death."
眠りの世界は死の世界と同じだと言っている。
「墓に入れば、たらふく寝られる。」
"There will be sleeping enough in the grave."
「眠りにおいてソロモンも愚者もあろうか。」
"In sleep, what difference is there between Solomon and a fool."
これは、死ねばソロモン即ち賢者も愚者も同じと言っている。
「よく眠れなかった覚えのない者は、よく眠ったのである。」
"He has slept well that remembers not he has slept ill."
がある。

生物は、なぜ睡眠という生理機能を与えられたのか、今後明らかにされるであろう。

2編 人　　生

8. 時　間

「時は偉大な治療師である。」
"Time is the great healer."

　表題の諺は、時がたてば悲しみや苦しみが癒され、小さくなり、忘れてしまうという意味である。人間は、嫌なことは忘れ、楽しいことは記憶に残すという本能的な仕組みがある。またこの裏には、病気の中には自然治癒力があり、じっと我慢していると、治るという受身的な意味もある。よく似た諺に、

「時は癒す。」 "Time heals all. / Time will bring healing. / Time will heal."
「時は、最良の医師。」 "Time is the best doctor."
「時はすべての悲しみを消す。」 "Time erases all sorrows."
「時は最も重い傷の手当てもする。」 "Time dresses the greatest wounds."
「時はすべての病を治す。」 "Time cures every disease (all things)."
「時は悲しみをぬぐい去る。」 "Time takes away grievance."
「時間という膏薬は最高の薬である。」
　　"Tincture of times is frequently the best medicine."
「時はどんなに大きな苦痛をも和らげる。」
　　"There is no pain so great that time will not soften."
「時が病む人を癒す、軟膏でなく。」
　　"Time cures the sick man, not the ointment."
「時がたち、あれこれ考えているうちに、激しい悲しみも薄れる。」
　　"Time and thought tame the strongest grief."
「自然と時間と忍耐が3人の偉大な医師。」

"Nature, time, and patience are the three great physicians."
　「時は古い痛みを癒すが、新しい痛みを作り出す。」
　　　"Time heals old pain, while it creates new ones."
がある。
　健康と病気とは少し外れるが、時間に関する諺として、
　「時はすべての物を暴露する。」"Time reveals all things."
　「時はすべての物の正体を明らかにする。」"Time tries all things."
　「時は愛をすりへらす。」"Time wears away love."
　「時は最良の相談相手である。」"Time is the best counsellor."
　「時は若さを訓練する調教師である。」
　　　"Time is the rider that breaks youth."
　「苦痛の一時間は快楽の一日と同じだけ長い。」
　　　"An hour of pain is as long as a day of pleasure."
などがある。
　筆者が最初に覚えたのが、
　「時は金なり。」"Time is money."
であった。簡略な日本語と響きの良い英語であった。
　「時は人を待たない。／歳月人を待たず。」
　　　"Time and tide wait for no man. / Time and tide tarries no man. / Time stays for no man."
　「光陰矢のごとし。」"Time flies like an arrow."
　「時は羽を持っている。」"Time has wings."
　「時は猶予せず過ぎ去る。」"Time flees away without delay."
　「時は飛び去る。」"Time flies."
　「時勢は変わる、そして我々もそれと共に。／時移り、俗変わる。」
　　　"Time change and we with them."
　「失われた時を取り返すことはできない。」
　　　"Time lost cannot be recalled."

「時ほど貴重なものはないが、時ほど大事にされないものはない。」
"Nothing is more precious than time, yet nothing is less valued."
がある。

<文献>
1. 北村孝一「ことわざの謎―歴史に埋れたルーツ」光文社、2003

9．短い人生

「人生は短く、時は過ぎやすし。」
"Life is short and time is swift."

人生は誕生によって始まり、死によって終わる。
「芸術は長く、人生は短い。」"Art is long, life is short."
「人生は短い。」"Life is a span."
「時と潮の干満は人をまたない。」"Time and tide wait for no man."
と人生の短さを言っている。また、人生を旅に例え、
「人生は航海である。」"Life is a voyage."
「人生は遍歴である。」"Life is a pilgrimage."
がある。
この人生航路は凪（なぎ）あり嵐あり、
「人生は浮き沈みで満ちている。」"Life is full of ups and downs."
「有為転変（うい てんぺん）は世の習い。」
　"Life is full of vicissitudes. / There is mutability of human affairs in the world."
「すべてのものは変化する。」"There is change of all things."
など有為転変を述べている。

人生をいかに生きるかについての教訓的な諺も多い。

「人生がどのようなものか分かる前に、すでに半生が終わっている。」
"Life is half spent before we have what it is."

「人生は遊びごとだけではない。」"Life is not all beer and skittles."

この skittles はクリケットに似た球技であり、英国国民はビールと共に楽しんだ。

「命あっての物種(ものだね)。」
"Life is the source of all things. / There is always life for a living man. / He that fights and runs away may live to fight another day."

人間は命があって初めて物事ができるという意味である。

「生命のある所、希望あり。/ 命のあるかぎり望みもある。」
"Where there is life, there is hope."

人間が生きておれば、希望がかなえられるという意味である。

類似のものとしては、

「人生は小さな事柄でできている。」"Life is made up of little things."

「死ねば死に損、生きれば生き得。」

「生命を失うより脚一本を。」"Lose a leg rather than life."

「独身生活が最上。」"A single life is best."

「人生は楽しい。」"Life is sweet."

など、諺は我々にいろいろなことを教えてくれる。

10. 苦悩の人生

「長生きすると苦悩も多い。」
"Long life has long misery."

人生を、苦しいものとして捉えている諺も多い。

「命長ければ恥多し。/ 長生きする者は多くの苦しみを受ける。」
"A long life has many shames. / The longer life, the greater shame. / The longer you live, the more disgrace you will experience."

「人の一生は冬の日、冬の道である。」
"The life of man is a winter's day and a winter's way."

「悪い生き方をすれば、悪い死にかたをする。」
"An ill life makes an ill end."

「人生は安楽ではない。」"Life is not a bed of rose."

「生き方が生き方なら、死に方も死に方である。」
"Such a life such a death."

などがある。

「何も知らぬと人生は最も楽しい。/ 知らぬが仏。」
"In knowing nothing is the sweetest life."

「命の選択。」

これは、生活の疲れを、洗濯をするように洗い流してリラックスすることを意味している。

「命は鴻毛より軽し。」

この諺は、鴻という鳥の毛は非常に軽いので、重い命をこの鳥の毛より軽く見て捨てることを意味している。

人の誕生と死が厳密に何時から何時までかについては、厳密には難しい。誕生とは最初に呼吸した時（オギャーと産声を上げた時）、産道を通って外界に出て、かつ心臓が打っていた時など各国の定義は細かい点で違う。死の時点になると、さらに難しくなる。従来は心臓拍動の停止、自発呼吸の停止、瞳孔の散大と対光反射の消失であった。しかし、医療の発達により、脳の機能が停止しても、呼吸や循環が維持され、脳（脳幹）以外の臓器は生きているという脳死状態が、人工的に作り出せるようになった。人工呼吸器、人工心臓で無限に他の臓器が生き続けられるようになった。

細かいことは別にして、誕生から死までの寿命は0年の人もいるが100年を超える人もおり、その平均寿命は、約男子81年、女子87年である。宇宙の誕生から150億年、地球の誕生から45億年を死の期間とすると、生の期間はあまりにも短い。

11．生きる

「長生きをして学べ。」
"Live and learn."

　人間は古来より、
　「不老不死。」"Eternal youth and immortality."
　「不老長寿。」"Eternal youth and longevity."
を願ってきた。中世ヨーロッパの錬金術も、不老不死の薬を作るのが目的の一つであった。
　しかし、不老不死は起こらなく、誰も死の世界を知らないので、できるだけ長生きをし、この短い生の期間を充実させなければならない。
　「自分も生き、ひとにも生きさせよ。」"Live and let live."
　「食べるために生きるのではなく、生きるために食べよ。」
　　　"Live not to eat, but eat to live."
　「人はパンのみにて生きるにあらず。」"Man cannot live by bread alone."
　「多くの物事を見るために、人は長生きしなければならない。」
　　　"One must live long to see much."
などがある。
　「命長ければ蓬莱をみる。」
　蓬莱（ほうらい）とは神や仙人が住んでいる所を言う。
　「死んだライオンより生きたロバ。」

"A live donkey is better than a dead lion."
「死んだライオンより生きた犬。」 "A live dog is better than a dead lion."
「命あっての物種(ものだね)。」
"Life is the source of all things. / Life must be the first consideration."
「命あるかぎり希望ある。」 "While there is the life, there is hope."
「戦って逃亡するものは、生きながらえて他日また戦う機会がある。」
"He that fights and runs away may live to fight another day."
「絞首台で死ぬよりも逃亡した方がよい。」
"Better show a fair pair of heels than die at the gallows."
などは、生きていることに意味があり、大事であることを強調している。

「死に脅かされている人々は長生きする。」 "Threatened men live long."

これは、健康を害している人は、いろいろな検査を受けて常に体の状態を調べているので、疾病の早期発見につながり長生きするという意味である。

このように、生きることに関する諺は多い。

3編　男と女

12. 男

「男子色を好む。」
"A man is fond of love affairs."

　生物が新しい個体を作る時、精子が卵子の中に入って、両者の核が融合すること、即ち受精が行われる。この時、男子か女子かはそれぞれの染色体の種類で決定される。

　人間は46本の染色体を持っており、男子は44本の常染色体とXとYの性染色体である。女子は44本の常染色体と2本のX性染色体である。このように人間は大きく男子と女子に区分され、生き続けてきた。ある時は女性優位の社会であり、ある時は男性優位の社会であった。

　男については、英雄と表現されることが多い。

　「英雄色を好む。」"Heroes like sexual pleasure."
　「男子色を好む。」"A man is fond of love affairs."
　「英雄は美人のとりこになりやすい。」"A hero is susceptible to beauty."
　「英雄は多情である。」"Heroes are amorous."
　「英雄は女の魅力に敏感である。」
　　　"The brave are susceptible to female charm."
などがあり、

　「ワラで束ねても男は男。」"A man of straw is worth a woman of gold."
　「男の年は気持ち次第、女の年は顔次第。」
　　　"A man is old as he feels, and a woman as old as she looks."
もある。

　日本の諺としては、

「男は当たって砕けろ。」
「男前より、気前。」
「男は気で食え。」
がある。

<文献>
1. 奥津文雄「英語のことわざ―日本語の諺との比較」サイマル出版、1988
2. ジャック・ピノー（田辺貞之助訳）「フランスのことわざ」白水社、1991

13. 女

「女心と秋の空。」
"*A woman's mind and winter wind change often.*"

男性の諺に比べ、女性に関する諺は多い。それは、男性が女性に対して、思いや要求が多いのが原因かも分からない。
「女は風のように心が定まらない。」
"Women are as wavering as the wind."
「女三人寄れば姦（かしま）しい。」"Many women many words."
女性はやかましいという意味である。女の字が三つ合わせて姦しいという字を作っている。
「女は三界に家無し。」
"A married woman has nothing of her own but her wedding-ring and her hair-lace."
女性は若い時に父に、嫁しては夫に、老いては子に従い安住の家がないという意味である。
「女の仕事に終わりなし。」"A woman's work is never done."

がある。

「女の髪の毛には百頭の牛よりも引く力が大きい。」
"One hair of a woman draws more than a hundred yoke of oxen."
これは、男を引き付ける女性の力が強いことを言う。
同じ意味に、
「美貌は牛よりも引く力が強い。」"Beauty draws more than oxen."
「乳房は鋼索よりも引く力が強い。」
"The dugs draw more than cable ropes."
「病める女性は永遠に生きる。」"An ailing woman lives forever."
「女は知らないことを隠す。」"A woman conceals what she knows not."
があり、これらも男性の女性に対する観察と思いである。

<文献>
1. 奥津文雄「英語のことわざ―日本語の諺との比較」サイマル出版、1988
2. ジャック・ピノー（田辺貞之助訳）「フランスのことわざ」白水社、1991

14. 結　婚

「結婚はくじ引きである。」
"Marriage is a lottery."

男と女の間に恋が芽生える。
「惚れたはれたは風向き次第。」"Fancy flees before the wind."
「恋はおろか者。」"Fancy is a fool."
「恋に上下の隔てなし。」"Love has no respect of persons."
「恋は盲目。」"Love is blind."
「恋に理屈はない。」"Love is without reason."

「恋と知識は同居しない。」"Love and knowledge live not together."
「愛情は理性を盲目にする。」"Affection blinds reason."
恋の次は結婚ということになる。
「結婚は運命。」"Marriage is destiny."
「結婚と代官は天の定めである。」
 "Marriage and magistrate are the destinies of heaven."
「結婚はくじ引きである。」"Marriage is a lottery."
「結婚は悲しみを半分にし、喜びを二倍にし、出費を四倍にする。」
 "Marriage halves our grief, doubles our joy and quadruples our expenses."
「血筋、財産、年齢が似通っていることが、幸福な結婚生活の条件である。」
 "Like blood, like goods and like age make the happiest marriage."
「結婚は男を完成させるか、または破滅させる。」
 "Marriage makes or mars a man."
「まず結婚せよ、愛情は後から湧くであろう。」
 "Marry first and love will come after."
「あわてて結婚すると後で長々悔やむことになる。」
 "Marry in haste and repent at leisure."
「娘と鮮魚は早くかたづけるが良い。」
 "Marry your daughter and eat fresh betimes."
など結婚が人生の大きな出来事であり、諺も多い。
 日本語では、
「合縁奇縁(ごうえんきえん)。」
「縁は異なもの。」
がある。

15. 遺　伝

「子は親の性格をつぐ。」
"Children have the qualities of the parents."

　子は親から遺伝子を受け継いでいるから、似ているのは当然である。全く同じ遺伝子の二人はクローンと呼ばれている。人間は受精により、父親から半分、母親から半分の遺伝子が混ぜ合わされるから、父親または母親と全く一緒の遺伝子を持つ子どもは生まれない。しかし、親の遺伝子の半分は子どもに伝えられるので、親と子どもは似るのは当然である。有名な話は、18世紀の音楽家ヨハン・セバスティアン・バッハ (Johan Sebastian Bach) の家系である。家系内の6代53人の記録によると、ほぼ全員が音楽家として活躍した。

　「父と息子は似たもの。」"Like father, like son."
　「親も親なら子も子。」"Such a father such a son."
　「豹はその斑点をかえることができない。」
　　　　"The leopard cannot change his spots."
　「氏素性は争えぬ。」"Good blood cannot lie."
がある。

　親子の関係をいろいろな動物、植物を使って表現している諺も多い。
　「しらみの卵はしらみになる。」"Nits will be lice."
　「蛙の子は蛙。」"Tadpoles will be frog."
　「まむしの子はまむし。」"A viper's hatchling is still a viper."
　「瓜の蔓に茄子はならない。」"A cucumber will not produce an eggplant."
このつるは、血筋を意味している。
　「鷲はハトを生まない。」"An eagle doesn't hatch a dove."
　「とげからバラは生えない。」"Of a thorn springs not a rose."
　「悪い穀物から良い種子は出てこない。」"Of evil grain no good seed."

「悪い鳥は悪い卵を生む。」"An ill bird lays an ill egg."
などがあり、親子関係の密接さを述べている。
　「詩人は生まれるのであって、つくられるのではない。」
　　　　"A poet is born, not made."
これは、遺伝の影響の大きさを言っている。
　確かに、世間では努力すれば、どんな人間にもなれるというが、これは幻想であると考えた方が良い。
　話しはすこし難しくなるが、人間の遺伝子は細胞の核の中の染色体にあり、父親、母親とも体細胞は46の染色体を持っているが、受精のため減数分裂し、精子、卵子はそれぞれ染色体数が半減した細胞が作られ、受精で染色体数が回復される。そこから生まれる子どもの組み合わせパターンは、70兆（$2^{23} \times 2^{23}$）であり、一卵性の双生児は別にして、地球上に同じ染色体（遺伝子）を持つ人はいない。

16. 育　ち

「氏より育ち。」
"Birth is much, breeding is more."

　表題の英文を、直訳すれば「生まれも大事であるが、育ちの方がもっと大事である。」となる。人間は能力や性質を生まれつき持ち合わせているが、生後の教育や環境がさらに人間を変えることを意味する。
　「子どもは親の育て方で決まる。」"A child is what his parents make."
　「人間形成は育ちであって氏ではない。」
　　　　"It is breeding and not birth that makes a man."
　「育ちは人を作る。」"Manners make the man."
　「人間形成は生まれたところではなく、育てられたところが大事であ

る。」"Not where one is bred but where he is fed."
のように育ちの重要性が述べられている。
　「生まれながらの賢者はいない。」"No man is born a master."
　「生まれながらの長老はいない。」"No one is born a patriarch."
もある。
　遺伝も大事であるが、育ちや教育も大事である。物事によって、両者の影響する割合が違うが、悪い遺伝子はそっと眠らせておきたい。
　病気の発病も遺伝と環境によって決まる。病院などで病歴として、父、母の病気のことを聞かれる。病気によっては、100％遺伝で決まるのが血友病、白皮症であり、100％環境で決まり、遺伝の要素はほとんどないのが、コレラ、赤痢のような伝染病である。2型の糖尿病の発症は遺伝50％、その後の環境50％と言われている。
　血圧の遺伝については、両親とも高血圧であると、子どもの60％が高血圧の体質である。片親が高血圧であると、子どもの30％が高血圧である。片親が正常、片親が低血圧であると、子どもの50％が低血圧であり、両親が低血圧であると、子どもの100％が低血圧である。
　「がん」も遺伝的要素はあるが、環境の影響も大きい。がん死亡に影響する要因を男女合わせて見ると、食生活が35％、煙草が30％、以下感染、職業、アルコール、大気汚染が続く。女子だけを見ると、食生活が60％を超えており、煙草は7〜8％である。食生活は大きなウエイトを占める。
　がん研究振興財団が「がんを防ぐための新12ヵ条（2017年）」を発表しており、その中の6つが煙草と酒、そして食生活に関するものである。
　1）たばこは吸わない。"Don't smoke."
　2）他人のたばこの煙を避ける。"Avoid passive smoking."
　3）お酒はほどほどに。
　　　"Drink in moderation if you choose to drink alcohol."
　4）バランスのとれた食生活を。"Eat a balanced diet."

5) 塩辛い食品は控えめに。"Eat less highly salted foods, use less salt."
6) 野菜や果物は、不足にならないように。
 "Eat lots of vegetables and fruits."
7) 適度に運動。"Be physically active in your daily life."
8) 適切な体重維持。"Don't gain or lose too much weight."
9) ウイルスや細菌の感染予防と治療。
 "Learn to avoid viral and bacterial infections that can cause cancer. Get tested to determine your infection status and, if infected, receive necessary treatment."
10) 定期的ながん検診を。"Schedule regular cancer screening."
11) 身体の異常に気がついたら、すぐに受診を。
 "Be sure to consult your doctor without delay if you have any possible sign or symptom of cancer."
12) 正しいがん情報でがんを知ることから。
 "Get information about cancer, from reliable sources."

　世間では、努力をすればプロ野球選手やプロの歌手になれるから、一にも二にも努力であり、練習であるという人がいるが、これは幻想である。努力を強調するのは良いが、並みの遺伝子では職業野球や芸能界の狭い道のプロにはなれない。

17. 養　育

「養育は資質にまさる。」
"Nurture is above nature."

　表題の諺は、養育の重要性を述べている。その養育も幼い頃が良いと言われている。

「三つ子の魂、百まで。」
"A three-year-old child's soul remains unchanged for a hundred years."
がある。この諺は、
"What a three-year-old child has learned stays with him for a hundred years."
"The spirit of a three-year-old lasts a hundred years."
"Habits formed in early childhood remain unchanged through life."
とも言われる。同様の諺は、
「若い頃、習ったことは年老いても忘れぬ。」
"What youth learns, age doesn't forget."
「子馬が幼いころ修得したことは年をとるまで覚えている。」
"What the colt learns in youth he continues in old age."
「ゆりかごのなかで覚えたことは墓場まで運ばれる。」
"What is learned in the cradle is carried to the grave (the tomb).
/ What is learned in the cradle lasts till the grave."
「犬は年老いてもそのほえ方を変えられない。」
"An old dog cannot alter his way of barking."
「雀百まで踊り忘れず。」
"Sparrows, though they live to be a hundred years, will never forget how to dance. / Sparrows will never forget how to dance (dancing) as long as they live."
「若い頃の習慣は一生続く。」 "Habits in youth continue through life."
「子どもはその人にとって父である。」
"The child is the father of the man."
「教育は天与の資質にまさる。」
"Not where one is bred but where he is fed."

以上は、習い事は若い時が良く、高年者になると学ぶことは難しいという現実を物語っている。しかし、

「学問をするのに、年を取り過ぎていることはない。」
　　　"It is never too late to learn."
「六十の手習い。」"One may study calligraphy at sixty."
「八十の手習い。」"One may study calligraphy at eighty."
「大器晩成。」"Genius matures late."
という諺もある。
　親からもらった遺伝子は変えることができないが、教育制度は地域社会が変えることができる。
「勉強したものは自分の性格になる。」
　　　"A man's studies pass into his character."
「教育は人を作る。」"Education makes the man."
「人間形成はよき教育と作法による。」
　　　"Nurture and good manners make the man."

4編　子どもから親

18．子ども

「子に過ぎたる宝なし。」
"There are no treasures more precious than children."

　表題の諺のように、子どもを重要視している諺は多い。
「子はかすがい。」
「千の倉より子は宝。」
「わが子にかんして、幸福である者は幸福である。」
　　　"Happy is he that is happy in his children."
「負ぶった子より、抱いた子。」
　これは、離れている者に比べて、身近の者を大事にするという意味である。

　人間を含め生物は、次の世代を作って自らは消えていく。これが世代交代または新陣代謝であり、必然である。魚のように、何千、何万個の卵を産む例もあれば、次の世代は1個に限られている生物もいる。人間は1度の出産は1人（日本の双子の出生率は1％である）であり、出産可能年齢は15歳から45歳と考えられ、在胎期間は9ヵ月7日である。そのため、いくら多くても20～30人が限界である。ただ、世界記録集のギネスブックによると、双子、三つ子、四つ子も入れて、ロシアの母親は69人の子どもを授かったという報告もある。日本の女性の実際の子もの数は平均2人以下である。

　子どもを産むのは最初女児がよく、2番目は男子が良いという意味の「一姫二太郎。」という諺があるが、最近は女児1人、男児2人が理想の数であるという意味にも解釈されている。「負わず借らずに子は3人。」

は、人の世話にならず、借金もないのは、子どもの数が3人の家庭であり、良いという意味である。しかし、「思うようなら子と3人。」という諺もあり、この意味は思う通りなるなら親子3人、即ち子どもの数は1人が良いというものである。

　子ども一人っ子政策が中国では最近までとられていた。一人っ子の環境で育った子どもは帝王とも呼ばれ、わがままに育ったと言われている。今後どのような子になるのかは、順次明らかにされると思う。また、
　「子どもは貧乏人の財産である。」"Children are poor men's riches."
や、貧乏が正直で勤勉に置き換えられて、
　「正直者は子宝に恵まれる。」"The honest man keeps a big family."
「律義者の子沢山。」
　　　"A grave and punctilious (scrupulous) man will have many children."
「子宝に恵まれるのは、正直で勤勉な人の運命である。」
　　　"It is the lot of an honest and hardworking man to have a big family."
がある。

　しかし、勤勉者、正直者が多産かどうかの正確なデータはない。
「子は三界の首枷(くびかせ)。」
　　　"Children yoke their parents to the past, present, and future."
この意味は、人間の輪廻転生する三界（欲界、色界、無色界）において、子どもは親の首が自由に動かせなくする刑具で苦しめることである。
「子を持ってこそ愛の何たるかを知る。」
　　　"He that has no children knows not what is love."
「憎まれっ子世にはばかる。」
　　　"A bad boy gets on well in the world."
これは、人に憎まれる者がかえって世間では権勢をふるうという意味である。同じ意味で、
「悪草は成長が早い。」"Ill weeds grow apace."
「雑草は穀草よりはびこる。」"The weeds overgrow the corn."

がある。

「鞭を惜しめば、子どもを駄目にする。」"Spare the rod, spoil the child."
「可愛い子には旅をさせよ。」
　"Send your dear children traveling. / Your child that is no child leave upon the waters and let him swim."
「子どもは親の育て方で決まる。」"A child is what his parents make."
「老いて泣かすより幼き日に泣かせ。」
　"Better children weep than old men."
「子どもが静かな時は、何か悪いことをしている。」
　"When children stand quiet they have done some ill."
「子を生むも心生まぬ。」は親の命令に逆らう子どもも生まれてくる。
「惣領の甚六。」"The oldest son is a dunce."

これは、長男が家督を継ぐことから、大事に育てられるという意味である。

「子どもというものは、ただじっと見ておくべきもので、その声を聞くべきでない。」"Children should be seen and not heard."

という諺もある。

「子どもの喧嘩に親が出る。」
「子どもは風の子。」"To a child all weather is cold."
「寝ている子を起こす。」"Wake not a sleeping lion."
「息子は妻を迎えるまで息子であるが、娘は生涯にわたって娘である。」
　"A son is a son till he gets him a wife, but a daughter is a daughter all the days of her life."

もある。

　女性15歳から45歳までの30年間に、平均何人の子どもを産むかの数値がある。この数値は「合計特殊出生率」と言われている。わが国の値は1.4であり、1人の女性が一生の間に産む子どもの数にしては低い。世界の平均値は2.5であり、わが国の値はその半分である。世界の国々の

値をみると、圧倒的にアフリカ諸国が高い。2013年の値はニジェール7.6、マリ6.8、ソマリア6.6、チャド6.3、ブルンジ6.0が上位5ヵ国である。先進諸国の値は低く、ドイツ1.4、イタリア1.5、イギリス1.9、オーストラリア1.9、米国2.0である。わが国の合計特殊出生率は1950年の3.65から減り続け、2000年には1.36になり、その後は現在まで横ばい状態が続く。女性が平均2人の子どもを産まないと、長期的に見て総人口は減少する。わが国の政府はこの少子化の流れを変えるために、結婚・出産・子育てから就労までの母子対策を重点的に取り上げている。

しかし、現在地球は約70億の世界人口をかかえており、その人口の増加だけを良いことと考えることはできない。この地球号という船の航海には、乗組員である子どもの数、食物やエネルギーの確保、環境汚染など、長期的な視野に立ち検討しなければならない。

19. 若い時

「若い時は二度ない。」
"Youth comes but once in a life-time."

若い時は、いろいろな可能性があり、二度とないこの期間を、有意義に過さなければならない。
「若いということは無限の可能性を秘めている。」
「盛年重ねて来たらず。」
がある。
しかし、若い時は経験や知識が少なく、行き届いた考えができない。
「若気の無分別。」"Youth will have its swing."
「若気の過ち。」"In young men to err is less shame."
「若気の至り。」

という諺がある。
「若木の下で笠を脱げ。」
子どもには、最大の礼を尽くさなければならないという意味である。

＜文献＞
1. 伊宮 伶「知的言葉　6　自然と人生と死」新典社、2009

20．親

「親はなくても子は育つ。」
"Children grow even without parents."

　確かに、親がなくても子どもは育つ。いろいろな事情で親が子どもを育てることができない場合がある。しかし、子どもは生まれてから数年は母親の影響を強く受ける。子どもが母親の乳房に触れることや、哺乳などの愛がないと、このことが将来の人格形成に影響すると考えられている。
　「子どもは子宮に従う。」 "The child follows the womb."
のように、子どもは父親ではなく、母の影響が強く、母親の血を受け継ぐ。
　「神はすべての場所には、存在できないので、母親を作った。」
　　"God could not be everywhere and therefore he made mothers."
がある。また、
　「生みの親より育ての親。」
　　"The foster parents are much more appreciated than the child's own natural parents."
　「問題の子どもは問題の親から。」

「この親にしてこの子あり。」"Like father, like son."
「親も親なら子も子。」"Such a father such a son."
「親の光は七光。」"Thank God that your father was born before you."
「親の因果が子に報う。」"The father's sins are visited on the children."
のように、子は親の影響を強く受け、似るのは当然とこれらの諺は言っている。

さらに、高齢者の子どもに対する甘さを語った日本の諺に、
「年寄り育ちの三文安。」
「年寄りの子どもは堅し。」
がある。

親の気持ちを表したものに、
「親の欲目。」
> "The crow thinks her own bird fairest. / Every creature thinks her own fair. / Every crow thinks its own bird bonniest. / The owl thinks all her young one's beauties. / Every ape thinks his puppy the fairest."

「這えば立て、立てば歩めの親心。」
「親の心子知らず。」
がある。しかし、
「子の心親知らず。」
という反対の意味を表す諺もある。

「親子は一世、夫婦は二世、主従は三世。」という諺があり、さらに「他人は五世。」が加えられることもある。この諺の意味を単純に考えると、親と子の関係は現世だけのもの、夫婦の関係は前世と現世、主従の関係は三世、他人との関係は五世にわたるという意味である。しかし、これは仏教的な逆説的解き方であり、親と子の縁が一番深いと解釈するべきであるとされている。

「孝行のしたい時分に親はなし。」"A good thing is known when it is lost."
「親の意見と茄子の花は、千に一つも無駄がない。」

「親の教えに勝るものはない。」 "No advice to the father's."
「父の愛に勝るものはない。」 "No love to the father's."
など、親の教えや意見で、子どものためにならないものはないという意味である。
　「親の意見と冷酒は後できく。」
　　"Write down the advice of him who loves you, though you like it not at present."
　親の意見の大事さを述べている。

21．高齢者の知恵

「年寄りの言はめったにはずれない。」
"An old man's sayings are seldom untrue."

　「一番長生きをする者は、一番多く経験する。」
　　"They that live longest, see most."
のように、長生きした高齢者は、多くの経験をしており、社会にとって貴重な存在である。このように、高齢者を尊敬し、プラスイメージで捉えた諺は多い。
　「年寄りは家の宝。」
　「医者と坊主は年寄りが良い。」
　「亀の甲より年の功。」
　「老いたる馬、路を忘れず。」
　「年寄りの意見には無駄がない。」
　「年寄りのある家には、落ち度がない。」
　「友人と酒は古いのにつきる。」"Old friends and old wine are best."
　「年寄りの言うことと、牛の尻がい（牛や馬の尻から鞍にかけるくみ

ひも）は外れない。」"If you wish good advice, consult an old man."
がある。また、経験をつんだ動物に例え、
「年をとった鳥は、もみ殻では捕えられない。」
　　"An old bird is not to be caught with chaff."
「年老いた狐はやすやすと罠にはかからない。」
　　"An old fox is not easily snared."
「年老いた狐は罠を知っている。」"An old fox understands a trick."
の諺がある。

高齢者の特徴を述べたものとして、
「老齢はこっそりとしのびよる。」"Old age comes stealing on."
「誰でも長く生きたいと思う。しかしだれも老いたいとは願わない。」
　　"Old would live long, but none would be old."
「若くして死ぬことは、老年にあっては恩寵（おんちょう）。」
　　"Dying while young is a boon in old age."
「人は愚行の者。長命を願い、そして老年を恐れる。」
　　"Man fools himself. He prays for a long life, and he fears an old age."
「老人は二度目の子ども。」"Old men are twice children."
「若者は老人を馬鹿と思うが、老人は若者が馬鹿であることを、初めから知っている。」
　　"Young men think old men fools, and old men know young men to be so."
「老人と若者は意見の一致をみない。」"Youth and age will never agree."
「40歳は青年にとっての老い、50歳は老年にとっての若さ。」
　　"Forty is the old age of youth ; fifty is the youth of old age."
「口の中までのぞかなくても、年齢は判る。」
　　"A man need not look in your mouth to know how old you are."
がある。

22. 病弱な高齢者

「老齢は病気に満ちている。」
"Old age is full of infirmities."

　高齢者をマイナスイメージで捉えた諺も多い。表題の諺の他、
「寄る年波に勝てぬ。」
　　　"Old age tires both body and soul. / Time undermines us."
「年寄りの冷や水。」
　この諺は、老人は自分の年を忘れて、不似合いな激しい運動をしたり、危ないことをするという意味である。
　「年寄りの昔語り。」"The old prefer to talk over the good old days."
　「年寄りの無分別。」"Indiscretion of old people."
　「古い袋はあちこちつぎはぎが必要である。」
　　　"An old sack asks much patching."
　「老いては蜜蜂も蜜を生み出さない。」"Old bees yield no honey."
　「老人は向う見ずである。」"The old man is foolhardy."
　「精神は、はやれど、肉体は弱し。」
　　　"The spirit is willing, but the flesh is weak."
　「老犬に芸を仕込むのは至難のわざ。」
　　　"It is hard to teach an old dog tricks."
　「老いては子に従え。」
　　　"When old, obey your children. / When one grows old, one should obey one's children."
がある。
　「老いよ、さもなくば若く逝け。」"Old be, or young die."
　「苦しみぬくのが嫌なら若く死ね。」"We must suffer much or die young."
という諺があるが、これらは生きているかぎり、老醜から逃れられない

という意味であり、決して死ねとは言っていない。

　60歳を超え、歩けない老人を山奥に捨てるという、姥捨山伝説が全国各地にある。この捨てられる運命の老人にまつわる話は悲しい。老人が安心して、生きられる社会を作りたい。

23. 介　護

「一に看病、二に薬。」
"In sickness, nursing first and medicine next."

　表題の諺は、"Good care first, and medicine next for the sick man." とも言う。

　「薬より養生。」"Health care is better than medicine."
　「病人には物質的な薬より、精神的な看病の方が肝心である。」
　　　　"In sickness, spiritual care is better than material medicine."
がある。

　ここでケア（care）という語が出てきた。医療はキュア（cure）とケアであると言われる。キュアは治療と訳され、特定の臓器に対する手術や薬物療法のことである。ケアは世話、養生、看病とも訳され、あたたかい心と思いやりが必要であり、病む人間全体を対象とする。介護（nursing）もケアに含まれる概念である。

　キュアは科学（science）であるが、医療は科学だけでは解決できない面がある。それはアート（art）という側面である。

　ここで言うアートとは、芸術という意味でなく、「癒しの技」であり、科学では解決できない医療の分野とも言える。

　医療はサイエンスとアートである。サイエンスは疾病を持つ特定の臓器が対象になるが、アートは人間全体が対象になる。サイエンスは再現

性があるが、アートは患者一人ひとりが個別性を持つ。ある精神疾患を持つ患者に、ある方法や薬が有効であったとしても、別の患者には有効でない場合がある。これはサイエンスでなく、アートである。

　今後、臨床医学の発展の中で細部が明らかにされ、サイエンスの部分が増え続けると考えられるが、人間の設計図は我々人間が作ったものではないので、明らかにされないアートの部分は永遠に残る。誰が宇宙や地球や人間の設計図を作ったのか、何か偉大なもの（something great）の存在があるのか。

　＜文献＞
1. 日野原重明「日野原重明著作集Ⅱ『医のアート』」中央法規、1987
2. 村上和雄「サムシング・グレート」サンマーク出版、2005

5編　死

24. 肉体の死

「死ほど確実なものはない。」
"*Nothing so sure as death.*"

「生き身は死に身。」という諺が意味するように、
「この世に生きているものは、必ず死ぬ。」"Dying is natural as living."
これほど確実なものはない。生者必滅(しょうじゃひつめつ)である。この避けられない死について述べた諺は多い。
「人は一度だけしか死ねない。」"A man can die but once."
「人は生まれるや否や、死に始める。」
　　"As soon as man is born he begins to die."
「はじめての産声は死のはじめ。」
　　"The first breath is the beginning of death."
「死は万人に共通である。」"Death is common to all."
「死よりも確実な物事はなく、また死期よりも不確実な物事はない。」
　　"Nothing is more certain than death and nothing more uncertain the time of its coming."
「死は人を選ばず。」"Death is no chooser."
「死神は暦をつかわない。／死は何時やって来るか分からない。」
　　"Death keeps no calendar."
「死は法王も乞食も見逃さない。」"Death spares neither Pope nor beggar."
「死はわいろを受け取らない。」"Death takes no bribe."
「死神には運が向くものだ。」"Death will have his day."
「死の扉の他は、どんな扉でも閉めることができる。」

　　　　"Every door may be shut, but death's door."
などがある。
　　「死は偉大な平等主義者である。」"Death is the great leveler."
　　「死はすべての人を平等にする。」"The end makes all equal."
　　「死は身分の貴賤をなくす。」"Death makes equal the high and low."
　　「6フィートの土はすべての人を平等にする。」
　　　　"Six feet of earth makes all men equal."
　　「死は貧しい者の最良の医師。」"Death is the poor man's last physician."
　　「まだ、その時期でないならば、医師でもあなたを殺せない。」
　　　　"If your time doesn't come not even a doctor can kill you."
　　「死は医師を斥(しりぞ)ける。」"Death defies the doctor.
　　「死人はどんな話もしない。／死人に口なし。」"Dead men tell no tales."
　　「死はすべての負債を支払う。」"Death pays all debts."
がある。
　　「死者の悪口を言うものではない。／死屍に鞭打つな。／死者をほめよ。」"Speak well of the dead."
　　「不在者と死者には悪い仕打ちをすべきでない。」
　　　　"To the absent and the dead no wrong ought to be offered."
　　「死ねば諸共。」"Let's die together."
　　「死に金使うな。」"Better spared than ill spent."
　　「死んだ子の年を数える。」
済んでしまったことをくよくよと思い煩うこと。
　　「命のなかばにして、われら死にあり。」
　　　　"In the midst of life we are in death."
がある。
　　「死に別れより、生き別れ。」のように、死んだと思えばあきらめもつくが、中国残留孤児のように、子どもを外地に残した母親の気持ちの方が辛いという諺もある。

死に対する言葉が生である。その生を自ら絶つという行為が自殺である。自殺に関する統計をひもどくと、15歳から39歳までの死因の第一位が自殺であり、毎年5千人以上の人々が命を絶っている。非常に痛ましいことである。誰も自殺においこまれることのない社会の実現を目指すのが、社会に課せられた大きな責務である。

　近年アポトーシスという言葉があり、我々の遺伝子の中に、すでに死のプログラムがセットされており、死の時期が来れば、プログラムが実行され、死が整然と行われると言う。死があるから生があるという考え方もある。

　「我々は、自分だけのために生まれたのではない。」
　　　"We are not born for ourselves."
　最後に、
　　　"Never say die."
　　　"Never give up."
のように、死んでは駄目である。

　<文献>
1. 下中邦彦（編集発行）「国民百科事典 6」平凡社、1977

25. 脳　死

「尊厳死の宣言。」
"Living will of dignified death."

　死を論じるときに、落とすことができないのが脳死の問題である。医学の進歩の中で出てきた言葉である。諺はない。従来の死の決定は、心臓の拍動停止、自発呼吸の停止、瞳孔の散大と対光反射の消失といわれ

て来た。しかし、医療の発達により、大脳の機能が停止しても、機械により心臓や呼吸の機能が保つことができるようになった。いわゆる脳死の状態である。また大脳の機能が低下しても、心臓や呼吸の機能が保たれる状態、即ち植物状態になる場合も多くなった。

　社会的には尊厳死という課題も出てきた。いわゆる遺言（または宣言書）であり、植物状態になった時は、「一切の生命維持装置（人工心肺装置など）を取りやめてください、苦痛を和らげる処置（麻薬など）は実施してください」などと宣言書をしたためることも多くなった。

　また、臓器提供の意思表示として、「私は、脳死の判定に従い、脳死後臓器を提供します」などを表示する人も多くなった。

　さらに、延命治療の是非が裁判で争われることが増えてきた。延命治療の一つである栄養補給の方法については、家族の判断が重要視される。

　栄養補給は口から取り入れるのが原則であるが、口以外からの補給法がある。

1) 鼻腔栄養法
2) 中心静脈栄養法
3) 胃ろう
4) 空腸ろう
5) 末梢静脈栄養法

　これらの選択は、患者の状態、施設のレベル、家族の対応など多くの条件があるが、最終的には家族の意向が尊重されるので、高齢化社会を迎えたこの時代、他人ごとではない。

26. 死後の世界

「死後の世界。」
"The world after death."

　我々は死後の世界を知らない。
　「死ぬことは、生きることと同様自然である。」
　　　"Dying is as natural as living."
と言われても、我々は未知の世界に行かなければならないので、死を恐れる。諺として、
　「子どもが闇を恐れるように、人は死を恐れる。」
　　　"Men fear death as children fear to go in the darkness."
　「死の恐怖は死亡そのものよりも悪い。」
　　　"Fear of death is worse than death itself."
がある。
　死を恐れないために、また死後が分からないから現生を精一杯生きようという考え方もある。
　「彼が幸福であったかどうかは、死ぬまで分からない。」
　　　"Call no man happy till he is dead."
　「死ぬ前に幸せな人などと言うな。」"Call no man happy till he dies."
　「生きざまの立派な人は、死にざまも立派 47。」
　　　"They die well, that live well."
などがある。
　「命あっての物種。」"Life must be the first consideration."
　「死せる英雄より、生ける臆病者に。」
　　　"Better a live coward than a dead hero."
これらは生きることが大切だと言っているが、しかし反対に、
　「恥を見るよりは、名誉ある死を選べ。」

"It is better to die with honor than to live with shame."
がある。この諺は、武士の時代の切腹や、第二次世界大戦中の自爆を前提とした特別攻撃隊の軍隊の考え方であり、胸が痛む。

死後の世界については、キリスト教を初め多くの宗教では、死後の世界があり、天国または地獄に振り分けられると言われている。仏教の世界では、人間の生命は、生死を行き来するという輪廻転生の考え方、即ち六道輪回がある。我々は地獄、餓鬼、畜生、修羅、人間、天であって、これらの六道を行き来するという。

死後の世界に関する諺はほとんどない。それは、諺は庶民の中から生まれ、経験から出たものである。しかし、死後を論じる宗教は、その教祖の考えであったことから、諺にはならなかったと考えられる。

27. 死の質

「クオリティ・オブ・デス。」
"Quality of Death."

クオリティ・オブ・ライフ（Quality of Life ; QOL）という言葉をよく聞く。生きることの質、生命の質、生活の質と訳されることが多い。経済成長も大事であるが、生活にゆとりがあり、健康で快適な生活ができるかどうかが大事と言う。

何歳まで生きたということも大事であるが、独り立ちして健康な生活を何歳までできたかということの方が大事である。このため健康寿命という指標が使われ出した。従来の寿命は約男性81歳、女性86歳であるが、健康寿命はほぼ男性71歳、女性76歳である。従来の寿命と健康寿命の差の約10年間が寝たきりや病弱で他人の世話を受けなければならない。この期間を短くしなければならない。このことが生活の質である。

しかし、最近、生活の質に対して、終末期での生活の質を考えなければならない状況が出てきた。これが「死の質」（Quality of Death；QOD）であり、死の質の保証という概念である。80ヵ国で5項目から、「死の質指標」（Quality of death index）が計算されている。2015年の値によると、英国が第1位、オーストラリア、ニュージーランド、アイルランド、ベルギーが続き、日本は14位である。この指標の計算には終末期における次の5項目が使われた。

1) 緩和ケアがあるか（患者の終末期に痛みを少なくし、精神面でのケアをすること、病院や自宅で安らかな死を迎えられることである）。
2) 医療機関に人材がいるか。
3) 経済的負担能力があるか。
4) ケアの質。
5) 地域社会のかかわりの程度があるか。

これらの指標は患者を取りまく環境を主にして調査されているが、今後は死んでいく人が安らかであったかなどの観点が求められる。

これらの死の質の保証の中には、尊厳死という部分がある。患者が回復の可能性のない死に直面した時、生命維持装置をはずすこと、痛みを和らげるために、麻薬などの処置をすることなどを、生きている時に宣言することである。

リビング・ウイル（living will）に関する活動をする尊厳死協会も出てきた。さらに尊厳死には、安楽死の問題を避けては通れない。各地で安楽死の裁判が行われている。

日本人は死の教育を受けていないと言われている。死の準備教育が必要である。

＜文献＞
1. The Economist Intelligence Unit, The 2015 Quality of Death Index Ranking palliative care across the world, The Economist Intelligence Unit Limited, 2015

6編　食習慣

28. 空　腹

「空腹は最良のソースである。」
"Hunger is the best sauce."

　表題の諺は、空腹の時には、何を食べてもおいしいという意味である。わが国では、「空きっ腹にまずい物なし。」と言うことが多い。空腹は人間の生理現象のなかで、一番多く経験するものである。

　空腹または食欲はどのようにして起こるのか。これまで、胃や腸が空っぽになった時、胃の収縮が起こった時、低血糖になった時などに空腹感が起こると言われていた。しかし、糖尿病患者でも盛んな食欲を示すことから、低血糖のみではすべての食欲を説明できない。食物の色彩、匂い、味、形などを記憶している大脳も関係している。

　食欲に関係する中枢として、摂食中枢（食べたい）と満腹中枢（お腹が一杯である）が視床下部にあり、この中枢がお互いに働きあって空腹感が起こる。これらの中枢に密接に関わる物質がブドウ糖と遊離脂肪酸と言われており、血中のブドウ糖が増えると満腹の情報が満腹中枢に伝えられ、活動を高め、ブドウ糖が減ると空腹という情報が摂食中枢に伝えられる。遊離脂肪酸は逆であり、増えると摂食中枢に伝えられ、減ると満腹中枢の活動を高める。この血中のブドウ糖値を下げるホルモンがインスリンであり、上げるのがグルカゴンである。また、食後に甲状腺から出るカルチトニンも摂食中枢の活動を抑制する。このように、食欲に関係する化学物質は多数見つかっている。空腹感、満腹感は血中の化学物質以外に、胃や腸の物理的状況、大脳に記憶されている経験、食べ物に対する視覚、臭覚、触覚、食事をする環境要因としての聴覚までの

多くの因子が複雑に絡み合っている。

　表題の諺のソースは、日本で市販されているイメージではなく、欧米の家庭で作られる手作りのソースである。欧米の料理に欠かせない調理の原点の味そのものである。

　空腹に関する諺が世界各国で多く見られる。

「空腹の者は、（食に関して）気むずかしくない。／飢えは食を択ばず。」
　　　　"Hunger is not dainty."
「食欲はソースを必要としない。」"Appetite doesn't need sauce."
「食欲というソースほど良いソースはない。」
　　　　"There is no sauce but that of appetite."
「空腹は最上の漬物。」"Hunger is the best pickles."
「空腹はおいしい晩餐の第一のコース。」
　　　　"Hunger is the first course to a good dinner."
「空腹は堅い豆を甘くする。」"Hunger makes hard beans sweet."
「空腹にまずいパンなし。」"Hunger never saw bad bread."
「空腹は最良の料理人を作る。」"Hunger makes the best cook."
「空腹はいつも腕のすぐれた料理人をかかえている。」
　　　　"Hunger has always a good cook."
「空腹は良い台所。」
　　　　"Hunger is a good kitchen. / Hunger is a good kitchen meat."
「ひもじい者にまずい物なし。」
　　　　"Nothing comes amiss to a hungry man."
「空腹は料理に苦情を言わせない。」
　　　　"Hunger finds no fault with the cookery."
「飢えたロバはどんなわらでも食べる。」
　　　　"A hungry ass eats any straw."
「空腹は苦いものを甘くする。」"Hunger sweetens what is bitter."
など、各国それぞれの表現で空腹や食欲の一端を表している。

29. 腹八分目

「腹八分目に医者いらず。」
"Feed by measure and defy the physician."

　表題の諺は、腹一杯になるまで食べず、常に八分目にしておくと医師はいらないという意味である。
　「小食は長生きのしるし。」
　「腹も身の内。」
　　　"The belly is also part of the body. / Your stomach is a part of you, too."
これは胃腸も体の一部であり、負担になるような食事は控えようと言っている。
　300年前、わが国の最初と言われている予防医学の書物、「養生訓」が貝原益軒によって書かれた。その中に、養生（衛生をまもり健康の増進につとめること）の基本は、食生活にあることが述べられており、腹八分で止めなさい、食べ過ぎは病のもとになると忠告している。
　まだ、科学が発達していなかった時代に、経験からこれらのことを推察したことは驚きである。
　「節制は最上の医療である。」"Temperance is the best physic."
　「適度に食べて、医師を避けよ。」"Eat in measure and defy the doctor."
　「まだ食欲のあるうちに席を立つ。」"To rise with an appetite."
　「寿命を延ばすには、食事をへらせ。」
　　　"To lengthen your life, lessen your meals."
　「飲み食いが少なすぎて悔やんだことはない。」
　　　"We never repent of having eaten or drunk too little."
　「静かに少量を、これこそ随一の食養生。」
　　　"A little with quiet is the only diet."
　1900年頃になって、有名な実験が行われた。実験マウスを2群に分け、

1群には食餌を制限し、他方の群には食べたいだけ食餌を与えた。結果として、食べたいだけ餌が与えられた群のマウスは、早く死んだという大食の害を示す実験であった。しかし、過食とは逆にサルを使ったカロリー制限（10〜30％の制限）食の研究では、寿命が延びるかどうか結論が出せなく、今後の研究に期待しなければならないことになった。

　大食は良くないことは事実であるが、逆に人の食事制限が健康にどのように影響するかは、後10年くらい経たないと結論が出ないという。カロリー制限食、絶食療法など今後議論が活発化すると考えられる。

＜文献＞
1. 貝原益軒「養生訓」岩波書店、1961
2. 下方浩史「養生訓に学ぶ！ 病気にならない生き方」素朴社、2013

30. 軽い夕食

「軽い夕食は命を長くする。」
"Light supper makes long life."

「食事は軽く、夕食はさらに軽く。」
　　"Dine lightly and sup more lightly still."
「適度に夕食をとればよく眠る。」
　　"Who sups well, sleeps well."
「朝のバターは金、昼は銀、夜は鉛。」
　　"Butter is gold in the morning, silver at noon and lead at night."
「希望は良い朝食であり、悪い夕食ではない。」
　　"Hope is a great breakfast but a bad supper."
「夜食は名医の手に負えないほど人を殺す。」

"Suppers kill more than the greatest doctors cure."
　「夕食の回数が少なければ、薬を飲む回数は少なくて済む。」
　　　"Eat few suppers and you'll need few medicines."
　「午前中の果物は金、昼から3時までは銀、3時から6時以降は鉛。」
　「百人の医師にかかるよりも、晩餐一回食べそこなう方が良い。」
　　　"Better lose a supper than see a hundred physicians."
　「親が死んでも食休み。" "It is the pace that kills."
　これは親が死んでも食後の休憩はとろうという意味である。これらのように、夕食、夜食は軽く摂ろう、食後は休憩をとろうという諺が多い。

　朝食、昼食、夕食と1日に3回の食事が一般的になったのは、近年になってからである。わが国でも江戸時代までは、原則として朝夕の2回であった。この時代は夜に灯火を用いることが少なく、日の出で起き、日の入りで床に就いた。諺ではいずれも朝食を充実させ、夕食は軽くというものが多い。これらは、「寝る前に食べるな」につながる。この考え方は、医学的にも正しく、寝る前とは3時間くらいを意味する。

　1日の食事の回数は、人間の生理機能と関係する。同じエネルギー量の食物でも、1日1回よりも2回以上に分けて摂取する場合、分割して食事回数が多いほど、肥満は少なく、血中コレステロール値は低く、耐糖機能（上昇した血糖値を正常に戻す能力のこと）の低下も少ない。

　プロの力士は通常1日2食である。起床したら朝食をぬいて稽古に励み、12時前に腹ペコになった状態でやっと食事になる。腹が空いているから大食して、休憩に入る。夜食は軽く食べる。この食習慣は、かため食いと大食であり、その結果として力士には肥満者が多い。

　また日本人の朝食欠食は、男女とも20歳代が最も多く、男性30％、女性26％であり、この値は増加していく傾向にある。欠食の増加は食事回数の減少であり、大食につながり、将来の健康影響が懸念される。

　なお、食事の摂り方に関する言葉として、「かため食い」、「早めし」、「ながら食い」、「いらいら食い」がある。

31. 大　食

「大食は多病のもと。」
"Many dishes make many diseases."

　人類がこの世に現れて以来、飢餓との戦いであった。特に農業が発達するまでは、木の実や魚、狩猟により栄養を摂っており、何日も食事にありつけない日もあったと考えられる。そのため、栄養の問題は常に不足に関することであり、過剰の摂取という考え方は少なかった。さらに、第二次世界大戦後（70年前）の日本は食料不足が続き、当時の健康の問題は栄養不足の解消であった。
　しかし、昔から過食は健康に悪いことが経験的に分かっており、わが国の諺としても、
「大食は命の取り越し。」
「大食する者は早く死ぬ。」
「大食短命。／空腹よりも食べ物のために死ぬ人の方が多い。」
　　　"More die by food than famine."
「病気になるまで食べる者は、健康になるまで絶食しなければならない。」
　　　"He that eats till he is sick must fast till he is well."
がある。
　また、キリスト教の世界では「七つの大罪」の一つがこの大食（gluttony）であり、4世紀頃から人間を罪に導く可能性があるものと見なされていた。他の六つの罪は、ごう慢（pride）、怒り（anger）、物欲（avarice）、ねたみ（envy）、色欲（lust）、怠ける（sloth）である。
「大食は万病のもと。」
　　　"Much meat, much malady. / Much meat, much disease."
「大食は剣よりも多くの人を殺す。」"Gluttony kills more than the sword."

「飢餓よりも過食で死ぬ人の方が多い。」
　　　"More die of overfeeding than underfeeding."
「過食ほど胃に悪いものはない。」
　　　"Nothing hurts the stomach more than surfeiting."
「大皿は刀よりも人を殺す。」"The platter kills more than the sword."
「破裂するまで食べる者は、生きている間それだけいっそうみじめになる。」
　　　"He that eats till he burst will be the worst while he lives."
「大食漢はおのれの墓穴をおのれの歯でほる。」
　　　"Great eaters dig their graves with their teeth."
「大食腹に満つれば学問腹に入らず。」
　　　"A full belly is not the stomach of a scholar."
「消化できないほど飲み込んではいけない。」
　　　"A man must not swallow more than he can digest."
がある。
　ポルトガルの諺として、
　「肉と魚を一緒に食べると命を縮める。」
　「ご馳走は、薬局通いのもと。」
　「夜食の大食らいで、墓場は満員。」
がある。台湾では、
　「欲張り食べ過ぎはためにならない。」
という諺がある。台湾では粗食をしていた人が、お祝いの時や、お祭りの時にご馳走を食べ過ぎて腹をこわすことが昔は多かった。
　「食べて肥り、下痢してやせる。」
という諺も生まれた。
　「やせの大食い。」の意味は、やせていると、少食かと思われるので、普通に食べても大食しているように見えるという。統計的には、大食の人は肥っている。糖尿病やバセドー氏病の人のように、エネルギーを常

に消費している人は、やせていても大食である。

科学的に栄養の摂り過ぎの害が認められたのは、比較的最近のことである。私達の体には飢餓の状態に適応するようなメカニズムはあるが、過食に適応するメカニズムはない。

そのため、飢餓状態では摂り入れた栄養分は、すべて体に摂り入れるようなメカニズムになっている。過食状態でも同じように栄養分を摂り入れてしまう。人間では、過剰な栄養分である糖分や脂肪を体外に出すようになっていない。

しかし、たらふく食べようという諺もある。

「明日死ぬかもしれないので、たらふく飲み食いしよう。」

"Let us eat and drink, for tomorrow we shall die."

現在の米国を初めとする先進諸国では、食物の標準サイズ（ポーションサイズ）が大きくなっている。ハンバーガーのラージサイズ化、食べ放題ビュッフェなどが現れ、過食に拍車をかけている。早食いが大食とつながっていることも述べておきたい。

食物の摂り過ぎが肥満につながり、健康を害すると言っている昔の諺が、現代に再び現れてきた。

32. 共　食

「共食と孤食。」
"Eating together and eating alone."

食行動の基本は共食(きょうしょく)であり、共食とは誰かと食事を共にすることと定義されている。近年、独居高齢者は増加し、2010年には500万人を超えた。独居になると、当然その食生活に大きな影響を及ぼすことになる。独居高齢者は、8割以上が女性であり、家族と食べる楽しさや、食事の

評価を受けることがなくなり、食事作りの意欲が薄れることも考えられる。また男性は配偶者に食事づくりを依存しており、配偶者の死亡、病気、寝たきりになると、一番困るのは食事作りである。

食行動に関する諺、特に共食に関するものは少ない。諺ではないが、標語として、「一緒に食べよう。」"Let's eat together."が広がりつつある。

「共食」の反対が「孤食」"Eating alone."であるが、具体的な孤食による食生活の変化を「こ」食になると表現されている。即ち、孤食に始まり、個食、固食、小食、濃食、粉食、で表現される。具体的には孤食（ひとり寂しく食べる）、個食（個人が別々の食事をする、独居は毎日が個食である）、固食（固定した同じものばかりを食べる）、小食（食物の摂取量が少ない）、濃食（塩味などが濃くなる）、粉食（パンや麺ばかりを食べる）であり、独居高齢者の食生活の一面を示している。

独居高齢者の栄養学的状況を見ると、独居高齢者は欠食が多く、食事時間が不規則である。そのため外食が多くなり、食品の種類が限られ、料理の種類が少なくなる。インスタント食や調理ずみの食品が多くなり、「くりのべ食い」も多くなる。

独居高齢者といっても、男性が女性より影響を受けており、たんぱく質、カルシウム、鉄、ビタミン類の摂取率が低い。当然、独居高齢者の健康状態も、血圧や免疫機能などが良くない。各地で独居高齢者に対して、配食サービスや食事を共にする会などが開かれており、その効果が報告されつつある。

＜文献＞
1. 山中克己「独居高齢者の食生活と栄養」公衆衛生（76）、697-701、2012

33. 食べ方

「いらいら食い。」
"Binge eating."

近年、食べ方が注目されている。諺ではないが、いろいろな新造語が作られている。
1) いらいら食い：精神的ないらいらから過食してしまう。食事回数が少ないために空腹感が強くなる。
2) かため食い "eating all food in one meal"：食事回数が少ないために空腹感が強くなり、過食する。
3) ながら食い：新聞を読みながらなど他のことをしながら、食べる。
4) くりのべ食い：配達された弁当や調理した料理を昼、夜の2回にわたって食べる。
5) 早飯／早食い "eating fast"：10分以内に食べ終わる。

「早飯も芸のうち。」があり、早飯を進めている諺もあるが、医学的には早飯は健康によくない。

34. 食べ合わせ

「うなぎと梅干は、食べ合わせが悪い。」
"Eels and Umeboshi have a poisonous effect when eaten together."

食べ合わせ、または食い合わせと言い、二つの食品を同時に食べると、悪い症状が出ることを言う。合食禁または食合禁とも言う。表題の「うなぎと梅干の食い合わせ」は日本の食べ合わせの中で、もっとも有名な

ものである。梅干の強い酸味とうなぎの油濃さがお互いに刺激し合い、消化不良を起こすとされている。しかし、医学的な根拠がなく、うなぎと梅干が酸性の胃の中で化学反応が起こって、新しい化学物質が作られたり、人体実験で害が確かめられた結果ではない。

　このような食い合わせは、江戸時代の貝原益軒が「養生訓」の中で90種以上の食べ合わせの食品を記載したことに始まると言われているが、その多くは根拠がないと言われている。中には、「天ぷらとスイカ」、「うなぎとスイカ」を一緒に食べると、水分の多いスイカが胃液を薄め、油の多いうなぎや天ぷらの消化不良を起こすというものもあり、うなずけるものもある。

　また、「大根のビタミンCを、ニンジンに含まれるアスコルキナーゼが破壊する。」、「タンニンの多い渋茶を飲み過ぎると、鉄の腸からの吸収が悪くなる。」、「リン酸を過剰に摂取すると、カルシウムの尿中への排泄が多くなる。」などの言葉があるが、これらの組み合わせは科学的にも認められている。

　通常、刺身にワサビを付けて食べるが、これはワサビに殺菌作用があるので、刺身に食べ合わせると、刺身が殺菌され、良いと言われている。しかし、実際、刺身についている食中毒菌を殺すには、相当濃いワサビ醤油に浸さなければならない。

　高齢者は、当然病気を持っている人も多くなり、服薬中の人も多い。筆者の調査によると、介護施設の入居者の80％が投薬されており、そのほとんどが2種類以上の薬剤であった。食べ物と食べ物の食い合わせより、食べ物と医薬品の同時摂取による問題の方が注目されなければならない。

　お茶（タンニン）は鉄剤の吸収を抑える。グレープフルーツジュースは高血圧の薬（カルシウム拮抗薬）、高コレステロール血症の治療薬、抗不安薬などの作用を増強する。納豆はワルファリン（血液凝固機能を低下させる薬）に影響する。乳製品のカルシウムやマグネシウムは骨粗鬆

症の薬や抗生物質の吸収を抑える。これらは食と薬の相互作用の一部である。

　薬を常用している人はこのことを医師、薬剤師に知らせておくべきである。

　＜文献＞
1. 山本勝彦、山中克己「食と薬の相互作用」幸書房、2016

7編 食　　物

35. 食物一般

「人は食べる物で分かる。」
"You are what you eat."

　人間は、太陽からのエネルギーを直接利用できない。この太陽からのエネルギーを光合成した植物や他の動物を、人間は食物として体内に摂り入れ、エネルギー源として生活している。

　また食物といっても幅が広く、時代によっても違う。おそらく太古の人類は木の芽や葉、木の実、昆虫や貝、魚、卵、小動物を食べていたと考えられる。それも現在のような1日3回というような定時の摂取ではなく、狩や採取できた時に腹一杯食べていた。諺に、

　「食べるために生きるのではなく、生きるために食べよ。」
　　　　"Eat to live, not live to eat."

がある。食べることの本質を述べており、食べることが人生の目的でないと言っている。しかし、食べる、または食べたいということは、生きる元気が出てくる面もあるので、食べるために生きるという面も否定できない。

　「食べているものを言え、貴方は何者かを当てる。」
　　　　"Tell me what you eat and I will tell you what you are."
「人は食べる物で分かる。」"You are what you eat."
「衣食が立派な人間を作る。/ 衣食足りて礼節を知る。/ 衣食足りて栄辱(えいじょく)を知る。」
　　　　"Meat and cloth make the man. / Satisfactory food and clothing will produce good manner."

などの諺は、衣服と食物の重要性を述べている。
　「立派な衣服より食べ物（肉）の方が良い。」
　　　　"Better have meat than the clothes."
という諺もある。
　欧米の諺では、パン（bread）や肉（meat）は食物全般を表すことが多く、日本では米である。
　「神が食糧を送り、悪魔が料理人を送る。」
　　　　"God sends meat, but the devil sends cooks."
この意味はせっかくの良い材料も、料理人の腕が悪ければ台無しであることを意味する。
　「悪魔と食事をしようとするものは、長いスプーンを持っていなければならない。」"He must have a long spoon that will eat with the devil."
この意味はずるい人を相手にする人は、自分もずるくしなくてはならないという意味であり、直接食物と表現されているが、食物以外の言葉でも良い。
　「食べてすぐ寝ると牛になる。」は、生理的というより礼儀上とも言われている。なお、食物が口から入って、便として出てくる時間は24〜72時間である。
　人間にとって、理想の食物は何かという問いがある。
　北極のエスキモーは食べ物のほとんどをカリブー（トナカイの種類）や魚で摂り、その割合は90％を超す。ニューギニアの高地人は、食べ物のほとんどをタロイモなどの根菜に頼っている。アフリカでは主食として焼きバナナを摂っている種族もいる。当然、栄養学的に偏っており、平均寿命も短い。
　人間は、地域でとれる食べ物に依存しなければならない。しかし、一般論としては、健康の面、農業の面、不作などを考慮して、できるだけ多種類の食品を摂ることを勧めたい。動物性たんぱく質を摂るなら、肉は牛だけでなく、豚、羊、鶏、魚（魚も多種類）にしたい。穀類も米、

小麦、大麦、とうもろこし、あわ、ひえ、ライ麦、そばなど多種類の穀物を摂りたい。世界各国はそれぞれ食生活指針を定めているが、その中に「毎日多種類の食品（食物）を摂りましょう」と記載されているものが多い。

36. 地産地消

「地産地消。」
"Local production for local consumption."

　表題の言葉は、地域生産、地域消費とも言われ、家の回り4里四方（16 km 四方）の中で採れた作物を食べようという意味である。一般的に野生動物は、歩き回れる範囲の物しか食べないと言われている。この食べ方が最も自然で健康的であり、病気を予防し、寿命を長くするとも言われている。

　その理由は、この 16 km の距離は、人間が1日で往復できる距離であり、見わたせる距離である。またこの土地で何が起きているか、土地の変化、作物の生育状況などが観察できる。この地産地消は、運搬に要する飛行機やトラックのエネルギー消費の節約になり、大気汚染の減少にもつながる。

　この考え方を発展させると、

　「身土不二。」 "Human being's body and land are not two."

という言葉になり、人間の身体と住んでいる土地は、一つのものであり切り離すことはできないことになる。

　米国のカリフォルニア州のスーパーマーケットでは、魚や肉にその地産地消のレベルが表示され、地産地消の考え方が推奨されていた。

37. 和　食（1）

「一汁三菜。」
"One soup and three kinds of dishes."

　和食（Washoku ; Japanese cuisine）はよく聞く言葉である。和食が無形文化遺産としてUNESCO（国連教育科学文化機関）に登録されるようになり、一層有名になった。和食の特徴として、
1) 素材の味わいを活かしている。
2) 健康的である。
3) 自然の美しさや季節の移ろいを表現している。
4) 正月などの行事と関わりがある。

などが登録された理由であった。

　日本食または日本風の食事とは現在、日本人が主に食べている食事である。しかし、和食とは日本の素材を使い、日本で育ち、日本で発展した特徴ある食事を意味し、現在日本人が食べている日本食と同一ではない。

　和食は、江戸時代から第二次世界大戦終了後（1945年）までの基本的な日本人の食事であった。基本的に一汁三菜の組み合わせであり、汁物、主食としてのごはん（主菜）、副菜2つの組み合わせである。

　食事の材料は地域の環境と密接に関連している。日本は水に恵まれた亜熱帯気候であるので、果物、野菜、米の栽培に適し、四方が海であるため、魚貝類に恵まれている。和食が、これらの食材を中心に形づけられるのは必然的である。

　従来から、和食について「五法」、「五感」、「五味」、「五色」の考えがある。

1) 五法：5つの調理法のことであり、煮る、焼く、蒸す、揚げる、生のままのことであり、和食は一回の食事に同じ調理法、同じ食材を

使用しないという原則がある。
2) 五感：喫食者は視覚、臭覚、触覚、聴覚、味覚のすべての感覚を使って、食事を感じる。
3) 五味：甘味、酸味、塩味、苦味、うま味を上手に使う。これらの味は、相互作用により、一つひとつの味が引き立てられる。例えば甘味は少量の塩味で引き立てられる。
4) 五色：食材や器の色である赤、黄、青（緑）、白、黒（茶、紫）を大切にする。色によって食物の味のイメージが変わる。

さらに、和食では、調味料を入れるのに「さしすせそ」の順で使うとされている。

「さ」：砂糖－砂糖は食材に浸透しにくいので、塩などを先に入れると甘味が付きにくい。

「し」：塩－砂糖より後に入れる。

「す」：酢－酢は塩以上に、他の調味料の浸透を妨げるので後にする。

「せ」：醤油－せうゆと読ませて、醤油を意味させている。醤油、味噌については、長い時間調理で熱を加えると、成分のアミノ酸などが変化して風味が失われるので最後に入れる。

「そ」：味噌－醤油と同様の理由で最後に回す。

和食は調理しない、自然のままの素材をいかす。欧米、中国の食事は自然の素材を変化させ、食べやすくするのが原則と言われている。

38. 和　食（2）

「和食は世界一の健康食である。」
"Washoku is the healthiest food in the world."

和食が世界一の健康食であり、寿命を世界の上位に押し上げた主な原

因であると言われている。このことは、統計的に証明されているのかは疑問である。

　また真の和食は現代の私達が摂っている食事とは少し違う。豚カツ、カレーライス、ハムバーグ、すき焼きではない。和食とは米、魚、野菜を中心とした、いわゆる一汁三菜を基本としたものである。

　他方、2016年のわが国の平均寿命は約男子81歳、女子87歳であり、男女とも世界2位である。寿命には遺伝素因、食物、煙草、伝染病の流行、職業、環境汚染、運動などが関係するが、伝染病の流行を除けば食物が一番影響する。そのため、わが国の長寿の原因は、わが国の食事であり、和食が世界一の健康食であると結び付けられた。

　日本の食事の歴史を見ると、少なくとも400年前の江戸時代の食事は、栄養学的には良くなかった。江戸時代の主食は米、麦などを中心とした穀物であった。当時は多くの人が穀物と塩蔵の魚で生活していた。穀物の中でも米は皆のあこがれの食物であった。米は栄養学的にも良い食物であり、エネルギーもあり、糖質、たんぱく質、脂肪もバランス良く含まれている。ただ米の欠点として、白米中のビタミンB_1の不足がある。精米技術が発達して、人々が白米を食べるようになると、ビタミンB_1の不足による脚気（beriberi）が蔓延する。事実、脚気は明治時代の初めの死亡原因の上位を占めるようになった。

　さらに、米は味が淡白であるので、米をおいしく食べるには塩分が求められた。米どころでは、味噌、醤油、梅干、漬物など塩分の多い食べ物が求められた。このため、米どころの人々は1日平均30ｇ以上の多くの食塩を摂っていた。この高食塩食が高血圧と結びつき、脳出血につながっていく。

　ちなみに、現在のわが国の食塩摂取量は10ｇ/日であり、世界の推奨量は5ｇ/日である。

　また、わが国は四方を海に囲まれているので、世界でも一、二の魚をよく食べる国であった。魚は良いたんぱく源であったが、冷蔵庫のない

当時は塩蔵物として、貯蔵され、食されていた。結論としては当時の和食は食塩過多であった。

　明治時代に入り、それまでの天皇による「食肉禁止令」や、仏教の影響による、肉類などの摂取禁止の思想がゆるめられ、牛肉や乳製品が摂られるようになった。伝統的な和食に加え、豚カツ、すき焼き、カレーライスが出てくる。しかし、第二次世界大戦が終わるまでは、動物性のたんぱく質の摂取量は 10 g を超えることはなく、脂肪は 20 g を超えることはなかったと推定されている。

　1975 年以降の日本人の栄養摂取状況は、エネルギーは 2000 kcal、たんぱく質 80 g（動物性 34 g、植物性 43 g）、脂肪 55 g、炭水化物 300 g である。この値は FAO が推奨している値とよく似ている。そのため、ここ 50 年以来食べている日本の食事は、健康的に見てベストかも分からない。しかし、近年日本の食事が欧米化して動物性たんぱく質、脂肪の摂取量が増えており、将来の日本人の健康が心配である。

39. ビタミン物語

「オリザニン。」
"Oryzanin."

　発育に必要な微量作用物質のうち、外界から摂り入れる必要がある有機物をビタミンという。ビタミン欠乏症のいくつかは 2000 年も前から知られていた。世界で、初めてビタミンを分離したのが、鈴木梅太郎博士である。

　1910 年に米ぬかの中から、脚気に効く有効物質を抽出し、この物質にオリザニン（oryzanin；米の学名はオリザという）と鈴木梅太郎博士は名付けた。この物質が後のビタミン B_1 であった。

丁度その頃（1911年）、フンク（Casimir Funk）が同様な実験から有効成分を分離して、これをビタミン（Vitamin）と名付けた。このビタミンB_1の発見はノーベル賞級であったが、栄誉はフンクに行った。フンクの発見が約1年遅れているのに、国際的な命名はフンクのいうビタミンになった。鈴木博士の発表が日本語であり、フンクの発表が英語であったためと言われている。

　ドイツ語で書かれていた一流科学誌も、この言葉をドイツ語から英語に変えたと言う。世界の情報語としてますます英語化が進んでいく。

　このビタミン発見の裏には、日本のおかれていた事情があった。

　米食民族には特有な病気の「脚気」があった。脚気は約300年前の江戸時代に猛威を振るった。当時、わが国には死因統計が整備されておらず、正確な数字を上げることができないが、毎年2万人以上の死者が出ており、「江戸煩い」と名付けられて猛威を振るっていた。この病気の原因は、白米の常食であり、白米に不足していたビタミンB_1不足であった。白米は、栄養学的に良い食物であり、美味であり、漬物さえあれば一食になる。白米の摂取だけで、短期間は生きることができることが、逆に命取りになり、長期的にはビタミンB_1の不足になった。

　余談になるが、玄米を白米にするとき、玄米から「ぬか」の部分が除かれる。この「ぬか」こそがビタミンB_1を多く含む部分であるのに、美味と柔らかさを求め、栄養を犠牲にして白米を作った結果が脚気の発生に結びついてしまった。「ぬか」は、漢字で米に健康の康の字を付けて「糠」と書いており、糠を取り去ることは、健康を取り去ることに等しい。

　糠付きの玄米には白米に比べ、ビタミンB_1、B_2、ナイアシンが白米に比べ2〜4倍多く含まれている。

　「ぬかみそ漬けは知恵漬。」は、糠を利用して白米に不足するミネラル、ビタミン類をナス、キュウリなどに吸収させ、栄養効果を上げようとすることである。

　健康法として玄米食を推奨している医師も多い。当然ではあるが、当

時の医師たちは脚気と戦った。その中には、遠洋航海の水兵の食事を米の半量を大麦に代え、鮮魚や豚肉などを加えて、多くの水兵の命を救った高木兼寛軍医がいる。この仕事は欧米で高く評価された。しかし、なぜか森林太郎（森鴎外）氏は「脚気は伝染病であると」主張した。

糠と健康や脚気に関する諺はないと言ってよい。健康や脚気以外の糠に関するものは、

「糠に釘。」という有名な諺があるが、これは少しも手応えがない、少しも効き目がないことを意味している、

「雀のぬか喜び。」

せっかく喜んだのに、あてがはずれること。

「糠働き。」

「糠味噌が腐る。」

調子はずれの歌をけなす時に使う。

40. 医食同源

「医食同源。」

"Medicine and one's daily food are equally important in making a sick body well."

近頃、医食同源、薬食同源、薬膳料理の言葉をよく聞く。これらの言葉は各分野で様々に解釈され、使われている。街でよく医食同源の看板を中国料理店で見ることができるが、この言葉が最初に中国で生まれたのか、日本で生まれたのかは分からない。中国でも古い書物などにはこの言葉は出てこない。またこの医食同源の言葉が出ていない日本語の辞書もある。その意味は「病気の治療も普段の食事も、ともに人間の生命を養い健康を維持するためのものであり、その源は同じである」と説明

されている。

　中国では、食べ物と薬物は同じ源という意味で「薬食一如(いちにょ)」、「薬食同源」が使われる。中国では伝統医学である中医学があり、そこから生まれた食文化として薬膳がある。その定義はやや難解であるが、薬膳とは「中医学理論の指導のもとで、中薬（中医学で用いる薬物の総称）と食物を配合し、伝統的飲食調理技術と現代的加工方法を用い、色・香・味・形のすべてに良く、健康と治療に効果のある食療食品、料理の総称」である。いわゆる現代の医学における広い意味での薬と考えることができる。

　疾病の原因を考えながら薬膳食材を選び、配合して薬膳を作ることで、健康増進に寄与できる。具体的には、春はニラ、生姜、ネギ、せり、夏はスイカ、ヨクイニン、秋は柿、みかん、山芋、レンコン、冬はクルミ、銀杏、ごまなどが使われる。

　あえて、わが国の医薬品、食品の制度に当てはめると、薬膳は保健機能食品(特定保健用食品および栄養機能食品)に相当すると考えられる。保健機能食品は、人を用いた実験などの結果から、厚生労働省が食品の機能性を認可したものである。血圧正常のためにラクト・トリ・ペプチド、コレステロール高めの人にキトサンや大豆たんぱく質、血糖値が気になる人のためにグアバ葉ポリフェノール、虫歯の原因になりにくいパラチノースや茶ポリフェノールなどである。

　薬膳食材にどのような効果があるのかを科学的に十分証明されるのは、今後の課題である。

＜文献＞
1. 横井教孝 他「薬膳と中医学」建帛社、2006

8編　いろいろな食べ物

41．りんご

「1日1個のりんごは医者を遠ざける。」
"An apple a day keeps the doctor away."

　表題の諺は、1日に1個のりんごを食べていれば、健康を保て、病気になることも少なく、医師にかかることも少ないという意味である。歯科にも良いということで、
　「1日1個のりんごは歯科医を敗走させる。」
　　　"An apple a day puts the dentist to flight."
がある。さらに、りんごは朝食べるのが良いということで、
　「りんごは朝食べるのが金、昼が銀、夜が銅である。」
　　　"Apples are golden in the morning, silver at noon, lead at night."
という諺がある。しかし、反対に寝る前に食べれば良いという諺もあるが、これは科学的には間違いである。
　「寝る前に、りんごを1つ食べると、医師を飢えさせる。」
　　　"Eat an apple on going to bed, and you'll keep the doctor from eating his bread. / Eat an apple going to bed, make the doctor beg his bread."
　これらの諺では、りんごと表現されているが、この諺のりんごは果物全体を意味すると考えることができる。りんご、みかん、柿、梨など、100ｇ当たりのエネルギー、食物繊維の量はほとんど同じである。一般的に、果物はビタミンＣやカリウムの含有量が多い。果物に多く含まれる果糖はブドウ糖に比べて腸管での吸収が遅く、血糖の上がりやすさを示す指標であるグリセミック・インデックス（glycemic index；GI値）もブドウ糖100、食パン95、ごはん88であるが、果物は50以下である。果

物の中でもりんごは37であり、急激な血糖の上昇が少ない。さらに果物は食物繊維の宝庫と言われている。食物繊維は、便の量を増やし、腸内有用菌の増殖を促し、便秘を解消する。しかし、わが国の1人1日当たりの果物消費量は、先進諸国の中では最低クラスであり、米国、イギリス、フランスなどの消費量300～350g/日と比べ日本は159g/日である。

　これまでに、りんごと健康との関連性を調べた観察や研究は多い。1929年にモーロがドイツの医学雑誌に、子どもの下痢の治療にりんごを与えると良いと報告した。この論文では、メカニズムまでは述べられていないが、りんごが健康に良いという考えが世界に広がった。

　その後、りんごの水溶性食物繊維であるりんごペクチン側鎖を持つアラビノオリゴ糖がビフィズス菌を増殖させることが明らかにされた。このアラビノオリゴ糖は口腔、胃内の酵素などで分解されないことから、直接腸まで到達し、ビフィズス菌の栄養源になる。その結果、健全な腸内細菌叢が保たれ、便秘が解消すると言われている。

　また、りんごを1日6個食べたグループは、食べていないグループに比べ最高血圧、最低血圧共に下がっていたという報告もある。

　りんごと健康については、弘前大学の佐々木直亮教授の名著「りんごと健康」が出版されている。もっと詳しく知りたい方は参照されたい。

　英国の伝承童話マザーグース（Mother Goose）の中に"An apple a day"と題した詩がある。おそらく、諺が先にあり、それらからこの詩が作られたと考えられる。

An apple a day	1日1個のりんごは
Sends the doctor away.	医者を遠ざける。
Apple in the morning,	朝のりんごは
Doctor's warning.	医者の勧めである。
Roast apple at night	夜の焼きりんごは
Starves the doctor outright.	医者を腹ぺこにする。
Eat an apple going to bed,	りんごを食べて寝ることは

Knock the doctor on the head.　　医者の頭を叩くことになる。
Three each day, seven days a week,　1週7日、毎日3個のりんご、
Ruddy apple, ruddy cheek.　　　　真っ赤なりんご、真っ赤な頬。

<文献>
1. 佐々木直亮「りんごと健康」第一出版、1990
2. 本間千枝子「健康を食べよう―りんごの本」文化出版局、1985

42. 果　物

「果物をもっと食べよう。」
"Fruits & veggies—more matters."

　りんごと健康の関係は前述した。その他の果物や野菜も、「がん」や生活習慣病の予防に役立っている。そのため、米国の食生活指針で表題の標語「果物をもっと食べよう」が、新しい標語として取り上げられ、運動が展開されるようになった。米国では果物と野菜は同じグループとして取り扱われており、合わせて5サービング（serving；サービングとは食事の提供量のことであり、重量でなく一般的な常用量である。食品によって違い、果物では、みかん1個、りんご半分、柿1個、桃1個が1サービングである）を摂ろうというファイヴ・ア・デイ運動（5 A day 運動）が始められた。

　一方、メロン、トマト、スイカ、イチゴは果物か野菜かと問われれば、首をかしげる。一般的には「木になるものは果物、そうでないものは野菜」、「野菜は1年で花を咲かせ、その後枯れる1年草本類」と言われているが、そうであると、前記のトマト、スイカ、イチゴは野菜になる。日本の食品成分表では、トマト、スイカ、イチゴは果実的野菜と表現さ

れている。

　果物の栄養学的な側面を見ると、果物はビタミン A, B 群、C, E が多く含まれ、ナトリウムの排泄を促すカリウム、食物繊維も多い。酸味として清涼感を与えるクエン酸、リンゴ酸や活性酸素を除去する働きがあるフラボノイド類、カテキン類などのポリフェノール類も多い。

　しかし、わが国では、果物は「太りやすい。甘いから高エネルギーである」、「血糖値を上げるので、糖尿病に悪い」、「中性脂肪を増やす」など多くの誤解がある。このような誤解がわが国にしみわたっているのか、1 人 1 日当たりの果物消費量は先進諸国の中では最低のクラスである。1 人 1 日当たり、ギリシャ 450 g、オーストリア 420 g、イタリア 395 g、カナダ 391 g、イギリス 349 g、米国 304 g、オーストラリア 297 g に比べ、わが国はその半分の 159 g である。

　もっと果物を食べて便秘、肥満、糖尿病、高血圧症、がんなどの発症を少なくしたい。

43. 大　豆

「大豆は世界を救う。」
"Soybeans save the world."

　米、小麦、大麦などのイネ科、そばのソバ科を合わせて穀類と分類される。これに豆を加えて、昔の日本では米、麦、あわ、ひえ、豆を「五穀」と呼んでいた。栄養学的に大豆を見ると、その重要性が分かる。「大豆は畑の肉」と言われ、栄養成分は米より肉と似ている。

　大豆には三大栄養素の炭水化物、たんぱく質、脂肪がバランス良く含まれている。具体的には、大豆は可食部 100 g 当たり、炭水化物 28.2 g、たんぱく質 35.3 g、脂肪 19.0 g 含まれている。一方、米は炭水化物 71.8

g、たんぱく質 7.4 g、脂肪 3.0 g であり、大部分は炭水化物である。肉は、炭水化物 0 g、たんぱく質 20 g 前後、脂肪 20 g である。肉は重要なたんぱく質源であるが、同時に脂肪も摂り込むことになる。大豆は食物繊維も 17.1 g 含まれており、米の 1.0 g、肉の 0 g に比べ多い。ゆで大豆には、ゆでごぼうよりこの食物繊維は多い。カルシウム、りん、鉄などの無機質、ビタミン B_1、B_2 なども、大豆の含有量は米、肉より多い。その他、女性ホルモンのエストロゲンと似た分子構造を持つイソフラボン、抗酸化作用があるサポニン、細胞機能を調整するレシチン、腸内細菌の乳酸菌発育に関係して腸内環境を整える大豆オリゴ糖など、大豆は驚異の栄養源である。

　さらに、限られた地球環境の将来を考えると、1 エイカー（約 4,000 平方メートル）からは肉 26 kg、小麦 82 kg、米 160 kg 採れるにすぎないが、大豆は 230 kg も栽培する事ができる。エネルギーの面からも表題の「大豆は世界を救う。」ことになり、この言葉もいずれ名言、または格言になると考えられる。

　日本人は大豆を加工して多くの食品を作ってきた。もやし、納豆、味噌、醤油、豆腐、あげ、豆乳などの摂取が日本国民の長生きに関係していると考えることができる。

　＜文献＞
1. 家森幸男「大豆は世界を救う」法研、2015

44. 米

「一粒に百手の功あたる。」
"A grain of rice requires much labor."

　夏に高温多雨になる東南アジアの国々では、米が生育しやすいため、これらを主食とした文化圏が築かれてきた。日本も含めた東南アジアの国々は、米を粒状のまま食べるため粒食文化とも呼ばれる。
　約2000年前に米の栽培が日本に伝えられ、300年前の江戸時代には米は日本人の主な食べ物の一つになった。さらに、神事、正月など重要な行事の多くは米づくしである。かつては、税収の基本単位が米の収穫量「石」が使われていた。また、米を原料として多くの食材が作られた。飯、雑炊、粥、餅、酒、酢、味噌などである。
　あまりにも生活に密着していたので、有名な諺は少ないが、米を使った言葉の数は多い。
　「飯をこぼすと目がつぶれる。」と、貴重な米飯を粗末に扱うことを戒めている。
　「米の飯とお天道様(てんとう)は、どこへ行ってもついて回る。」
　　　"Every day brings its rice with it."
　太陽はどこへでもついて回るように、ごはんもどこででも食べることができるという意味である。物事にくよくよしない、楽天的な生き方を言っている。
　「餅腹三日。」"The belly which ate rice cake is for three days."
　餅は成分が濃縮されているので、腹持ちが良いという意味である。
　「米の飯より思し召し。」
　ごはんよりもご馳走してくれる人の志の方が大事である。
　「千石万石も米5合。」
　千石、万石の知行を持っていても、食べる米の量は変わらない。江戸

時代から明治時代にかけて、生きるのには、1日に米が5合必要と考えられていた。

　米は日本人の常食と言われているが、江戸時代以来、米の飯を腹一杯食べるのが国民の悲願であった。ごはんを腹一杯食べることができるようになったのは、第二次世界大戦後の1945年以後である。

　米は小麦など他の穀類に比べ、良質のたんぱく質が多く含まれており、米偏重の食生活でも米と塩で、しばらくは生きることができた。パンに肉や野菜を加えないと生きることができなかった、パン食民族とは違った道を日本食はたどることになった。

「新米は病人の毒、古米は腹ぐすり。」

新米はおいしいので食べ過ぎ、体に害がある。

「一粒に百手の功あたる。」

米が一粒生産されるまでには、100回もの手がかかる。

「1合雑炊、2合粥、3合飯、4合鮨、5合餅なら誰でも食う。」

米の調理の仕方によって食べる量が違い、鮨や餅にすると沢山食べる。

「米が上がると家賃が下がる。」

米の価格が上がると、生活が苦しくなって、購買意欲がなくなり不景気になって家賃が下がってしまう。

　米飯のことを「シャリ」ともいうが、これは米が小さな米片の舎利に似ていることから、米の呼び名になった。

　これまでは日本国民は米と共に生きてきたが、近年日本人の米離れが進んでいる。世界中の人々が、パン食、肉食に進んで行くのか。

＜文献＞
1. 西谷裕子（編）「たべものことわざ辞典」東京堂出版、2005
2. 西谷裕子（編）「世界たべものことわざ辞典」東京堂出版、2007
3. 永山久夫「和食ことわざ事典」東京堂出版、2014

45. パン

「パンは生命のかて。」
"Bread is the staff of life."

　ヨーロッパ諸国や西アジア一帯は乾燥した気候であり、麦類の栽培に適している。そのため小麦を粉にした食物が多い。ヨーロッパ諸国の発酵させたパンや、インド、トルコなどの無発酵のパンなどが発達した。このためこれらの地域は粉食文化圏とも呼ばれる。
　「その日ごとにパンはついて回る。」
　　　"Every day brings its bread with it."
　これは米の項目の「米の飯とお天道様は、どこへ行ってもついて回る。」の諺と同様な意味であり、パンはどこでも食べることができるという意味である。物事にくよくよしない、楽天的な生き方を言っている。
　「パンより衣服を失う方がまし。」"Better it is to lose cloth than bread."
　「鞄の中のパンの方が、帽子に付いた一枚の羽根よりましだ。」
　「堅いパンには鋭い歯を。」
　「空き腹に堅いパンなし。」
　「苦労なしにはパンもない。」
　「悲しみはパンがあれば薄らぐ。」"All griefs with bread are less."
　「半分のパンでもないよりはまし。」"Half a loaf is better than no bread."
　「食べたパンは忘れられる。」"Eaten bread is soon forgotten."
　「隣の家に白パンを借りるより自分の家で焼く黒パン。」
　　　"I had rather ask of my fire brown bread than borrow of my neighbor white."
　「宿屋の白パンよりわが家の黒パン。」
　「うちで食べるバター無しパンは、外で食べる焼肉より良い。」
　　　"Dry bread at home is better than roast meat abroad."

「彼のパンには両面にバターが付いている。」
　　　"His bread is buttered on both side."
「パンは鳥のさえずりよりも良い。」
　　　"Bread is better than the songs of birds."
「パンとブドウ酒なければ恋すらやつれる。」
　　　"Without bread and wine, even love will pine."
「パンの皮で満足する猫は空腹である。」
　　　"The cat is hungry when a crust contents her."
などがあるが、これらは、パンそのものというより食物全般を意味していることが多い。

　「人はパンのみでは生きられない。」"Man cannot live by bread alone."
　生きるのにパンは重要であるが、それ以外に信仰、愛などが必要であると言う。

　「平穏を保つことは白パンに勝る。」
　冷静沈着に行動し平静である方が、パンより大事であることを意味している。

　パンは米と対比されることが多いが、米の方が美味しく、ヨーロッパ諸国の気候が、米の栽培に適しておれば、米食の国になっていたと言われている。米は米だけで食べることができるが、パンは肉や野菜と共にして、美味しさを高めなければならない。

　パンは小麦粉を主として作られる白パン、ライ麦を主として作られる黒パンに分けられる。それぞれの種類は白パン 1,000 種類、黒パン 400 種以上と言われている。

＜文献＞
1. 西谷裕子（編）「たべものことわざ辞典」東京堂出版、2005
2. 西谷裕子（編）「世界たべものことわざ辞典」東京堂出版、2007
3. 永山久夫「和食ことわざ事典」東京堂出版、2014

46. 肉

「肉と服装が立派な人間を作る。」
"Meat and cloth make the man."

　人間は雑食と言われてきた。草、木の実、昆虫、魚、動物など何でも食べてきた。しかし、世界の国々の主食により分類すると、
1) 　動物性食糧型—先進諸国、アルゼンチンなど
2) 　小麦型—南欧・東欧諸国、近東諸国
3) 　米型—東南アジア
4) 　トウモロコシ、雑穀型—中南米諸国
5) 　ひえ、きび、いも型—アフリカ諸国

である。しかし、現在世界の国々は明らかに牛、豚、家禽などの動物性食糧型に移りつつある。人間は生命維持のみを考えると、植物性食品だけで生きることができるが、たんぱく質の含有量の多い、美味の肉類に魅了されてきたのも事実である。

　余談になるが、英語では牛を食べるとは言わない。牛であればビーフ（beef）、豚であればポーク（pork）、羊（sheep）であればラム（ram；去勢しない雄羊）、マトン（mutton）を食べると言う。これは、語彙を増やすというより、生きている動物と食肉とは別の物とする方が、ヨーロッパ諸国では生きやすかったと考えることができる。日本では、このようなことがなく、牛の肉、豚の肉、羊の肉である。諺としては、

　　「今日の肉と、昨日のパンと、昨年のワインを摂れば、医者よさようなら。」

　新鮮な肉、一日おいたパン、昨年から熟成させたワインは体に良いという意味である。

　　「肉食偏重は万病のもと。」
　　「悪い肉から、良い出汁は取れない。」 *"Ill flesh never make good broth."*

「明日の鶏（牛）より、今日の卵。」
  "An egg today is better than a cow / hen tomorrow."
この諺の意味は、明日手に入るかもしれないという不確実なことを当てにするより、今確実に手に入るものの方が良いと言っている。
「肉と衣類が人間を作る。」
  "Meat and cloth make the man. / Better have meat than fine clothes."
「ある人にとって、肉は良くっても、他の人には毒になる。」
  "One man's meat is another man's poison."
がある。
この諺の意味は、食べ物の好き嫌いはひとによって違うということである。免疫学では、食物は食塩と水を除いて、ある人には重篤なアレルギー反応を起こす。この意味ではこの諺は正しいが、この諺はこのような裏付けのもとに作られたものではない。
今後、栄養学的、地球エネルギー、美味しさなど、いろいろな観点から議論が起こると考えられる。

＜文献＞
1. 鯖田豊之「肉食の思想―ヨーロッパ精神の再発見」中公新書、1966
2. 筑波常治「米食・肉食の文明」NHK出版、1969
3. 長崎福三「肉食文化と魚食文化」農文協、1999
4. 西谷裕子（編）「たべものことわざ辞典」東京堂出版、2005
5. 西谷裕子（編）「世界たべものことわざ辞典」東京堂出版、2007
6. 永山久夫「和食ことわざ事典」東京堂出版、2014

47. 魚

「イワシは海の人参。」
"Sardines are carrots in the sea."

　肉料理か魚料理かというように、肉と魚は対比されることが多い。しかし、栄養学的には相違点が案外多い。
1) 　魚は種類が多い
　　　肉料理は牛、豚、家禽、羊である。魚はその種類が多い。
2) 　魚は自然栽培種である。
　　　魚は養殖魚を除いて、自然が育てる。日本では四方の海が魚の栽培地である。他方、牛や豚は人工の食べ物である。
3) 　魚は全部位を食べる。
　　　肉類はヒレ、モモなどと部位で区別されるが、大型の魚を除いて、魚は原則としてすべての部位を食べる。
4) 　栄養素の含有量が違う。
　　　魚に含まれている脂肪には、質が良く、役に立つ脂肪酸が多い。特にサバ、サンマ、アジといった「青魚」に、エイコサペンタエン酸EPA、ドコサヘキサエン酸DHA の含有量が多い。
　　　デンマークでの疫学調査によると、エイコサペンタエン酸の血中濃度の高いエスキモー人の心筋梗塞の死者数は、血中濃度の低かったデンマーク人の10分1であったと報告されている。

魚についての諺は多い。
「水清ければ、魚すまず。」
「焼き魚は強火の遠火。」
魚の中でも日本で好まれた鯛、鯉、鰯に関する諺は多い。
「魚はタイ。」
魚の中で鯛が一番という意味。

「腐ってもタイ。」

「めし粒でタイを釣る。」

　わずかの出費や労力で利益を得ること。

「タイもかなわぬスズキの洗い。」

　スズキは夏の代表的な魚であり、洗いが一番おいしい。洗いとは、さしみの一種であり、魚を冷水や氷で洗い、ちぢませたもの。

「コイの生血は、精がつく。」

　昔は結核など消耗性の高い病気に使われた。

「まな板のコイ。」

「イワシは海の人参。」

　ここで言う人参は、漢方の薬用人参のことである。

「イワシ百匹頭の薬。」

　イワシには、記憶力を向上させる記憶物質の一つである核酸を多く含んでいる。

　その他の魚の諺も多い。

「真鰈(かれい)は病人用の魚。」

　鰈は白身の魚であり、脂肪が少なく味が淡泊であり、病人用の魚と言われている。

「一番大きい蟹(かに)が一番おいしいとは限らない。」

　　　"The greatest crabs are not all the best."

「鰊(にしん)は魚の王。」 "Of all the fish in the sea, herring is the king of fish."

　これは英国の諺であり、昔英国では鰊の消費が多かった。

「アンコウは七つの道具。」

　アンコウは肝臓、胃、卵巣、皮、肉、エラ、尾びれが美味しい。

「ウナギを食べると頭脳がよくなる。」

　ウナギは夏負けを防ぐ妙薬と言われてきたが、DHAは脳細胞を活性化する。

「河豚(ふぐ)は食いたし、命は惜しい。」

フグは漢字で河豚と書き、身の危険を感じると豚のような鳴き声を発するからと言われている。フグはフグ毒を持つ種類があり、その毒素はテトロドトキシンであり、現在、解毒剤や血清は開発されていない。フグ毒による食中毒事件も毎年発生しており、法律では都道府県知事による「ふぐ調理師免許」を有する者のみが調理し営業できる。
　「寒ブリ、寒ボラ、寒カレイ。」
　寒中に獲れた、これらの魚が美味しい。
　「富農は塩鰤、中農は塩鮭、小農は鱒、貧農は塩鯖。」
　農民の貧富の差により、食べる魚の種類まで違うという意味である。
　牡蠣については、
　「Rのない月にカキを食べるのは良くない。」
　　　"Oysters are not good in the month that has not an R in it."
がある。
　月の英文綴りの中に、Rを含まない月（5月 May, 6月 June, 7月 July, 8月 August）に「カキ」を食べると有害とされている。5月から8月までの期間は、温度、湿度が高く、ウイルス、細菌が繁殖しやすいので、避けた方が良いという意味である。水産物の生ものによる食中毒の発生は5～8月に多いので、この諺は科学的に立証されている。
　なお、これまで魚の種類について、漢字とひらがなを使ってきた。漢字については左側の魚へん、右側に魚の意味する言葉ででき上がっている場合が多い。例えば鰤は12月（師走）が美味しいので師を付け、鯖は背が青いので青を付け、鮪は有（広い範囲を囲む）という意味から有を付け、鱈は初雪のあとに獲れるので雪を付けて魚の種類を表している。こうにして作られた魚の漢字は400を超すと言われているが、実際の種類はもっと多い。
　以上のように、魚は料理法、健康との関連、漢字など多くの話題を提供してくれる。

<文献>
1. 西谷裕子（編）「たべものことわざ辞典」東京堂出版、2005
2. 西谷裕子（編）「世界たべものことわざ辞典」東京堂出版、2007
3. 永山久夫「和食ことわざ事典」東京堂出版、2014

48. 茶

「お茶は薬として始まった。」
"Tea begins as a medicine."

　日本人はお茶をよく飲む。日本では、簡単に自販機でペットボトルに入ったお茶を買うことができる。海外では、簡単に手に入れることはできないのが苦痛であり、食文化の違いを感じる。

　緑茶は9世紀頃、中国に留学していた日本人の僧により中国から伝えられ、12世紀には一般社会で飲まれるようになった。最初は表題のように薬として飲まれた。もちろん、今日の化学療法剤、抗生物質のような薬と概念が違い、保健的な意味合いの食物であった。まだ、疫学のような調査法が開発されていない時代に、経験からお茶が健康に良いと判断した古代の人々の眼力には驚く。

　このお茶であるが、本家の中国では半発酵のウーロン茶として生き残り、もう一つは英国にわたり全発酵した紅茶として発展した。

　現在、お茶の健康作用は科学的に調べられている。

　お茶には5大成分が含まれている。カテキン類、カフェイン、アミノ酸類、ビタミン類、ミネラル類である。カテキンはお茶の苦味成分であり、別名「お茶タンニン」とも呼ばれている。

　お茶には実験的に明らかにされた効能として、抗突然変異、抗がん、老化の抑制、活性酸素の消去、抗動脈硬化、抗菌作用、抗ウイルスなど

があり、まさに万能保健薬である。

　余談であるが、日本で生産される緑茶には多くの種類がある。

1) 煎茶(せんちゃ)：お茶の葉を蒸して、揉んで作られる。もっとも一般的なお茶。
2) 玉露(ぎょくろ)：日光をさえぎって育てたお茶。渋みが少なく、うま味が豊富。
3) てん茶：主に抹茶(まっちゃ)の原料になる。
4) 抹茶：てん茶を出荷する直前に石臼で挽いたもの。
5) 茎茶(くきちゃ)：玉露や煎茶の加工工程でできた新芽の茎だけを使ったもの。
6) 粉茶(こなちゃ)：玉露や煎茶の加工工程でできた細かい粉だけを抽出したお茶。
7) 玄米茶：玄米を炒り、これに番茶や煎茶を同量加えたもの。
8) ほうじ茶：煎茶、番茶、茎茶などを、きつね色になるまで強火で焙じて作る。
9) 番茶：お茶の収穫は年1回ではない。新芽を摘み取り、またしばらくして出てきた新芽を摘み取る作業をくり返す。その年の最初に摘み取ったお茶を一番茶（4月下旬から5月上旬）、2回目に摘み取ったお茶を二番茶（6月下旬から7月上旬）、3回目に摘み取ったお茶を三番茶（7月下旬から8月上旬）と言う。10月に摘み取ったお茶を秋番茶とも言う。

　お茶で触れなければならないのは、茶道のことである。

　お茶が普及し始めた12世紀頃、お茶は座禅の修行の時に眠気覚ましのため飲まれたと言う。これが発展して、禅寺に取り入れられて、お茶は禅の作法に従って飲むべきものとなった。この作法が発展して茶道につながっていく。

　英国では紅茶の飲用が盛んであり、おいしい紅茶の入れ方、飲み方はあるが、日本のように茶道の考えはない。日本の茶道には、舞台としての茶室までの庭があり、茶室への狭い入り口があり、狭い世俗を離れた

舞台として茶室がある。この茶室で、主人がお茶を客に饗する。茶道とは主人と客が、ある作法により、芸能を演じることと言っている人もいる。

　お茶に関する諺として、

「朝茶に分かれるな。」

「朝茶は七里帰っても飲め。」

「朝茶はその日の祈祷。」

これらは、お茶は重要な飲み物であるから、飲もうということである。お茶の効用として、

「茶好きは老けない。」

「腹八分目、お茶一杯。」

「二日酔いにはお茶の効果。」

などがある。

　また、お茶を使った言葉や代名詞も多い。

「お茶のこさいさい。」

たやすいことを言う。

「お茶を濁す。」

いい加減な処置や発言をすること。

「八十八夜の新茶。」

　立春（2月4日頃、節分の翌日）から数えて88日目。一番茶の採れる頃。夏も近づく八十八夜という「茶摘み」唄がある。

「日常茶飯事。」

ありふれた平凡なこと。

　<文献>
1. 日本茶業中央会（企画）、衛藤英雄 他編集「茶の機能」農山漁村文化協会、2013
2. 大坪 壇 編、O‐CHA学構想会編「お茶のなんでも小事典」講談社、2000

49. プディング

「ほめ言葉より、プディングが欲しい。」
"Pudding before praise."

　表題の諺は、英文として"Pudding rather than praise."とも言う。日本語としては、「花より団子。」が相当する。
　プディングは卵、砂糖、牛乳、果物などを混ぜて、蒸しあげて作る料理である。日本ではケーキという印象が強い。カスタード・プディング、プラム・プディング、パン・プディングなどがある。ヨークシャ・プディングのように小麦粉、牛肉、豚肉を入れ、ソーセイジのようなものもある。諺ではプディングそのものより、おいしい食物全般を意味する場合が多い。発音上プリンとなまって発音される場合もある。

　「プディングの味は食べて見なければ分からない。」
　　　"The proof of the pudding is in the eating."
　「飢えた犬は、汚いプディングでも食べる。」
　　　"Hungry dogs will eat dirty puddings."
がある。
　「ケーキを食べたらなくなる。両方が良いことはできない。」
　　　"You cannot eat your cake and have it."
があり、これは英語の"No man can do two things at a time."と同じ意味である。

＜文献＞
1. 西谷裕子（編）「たべものことわざ辞典」東京堂出版、2005
2. 西谷裕子（編）「世界たべものことわざ辞典」東京堂出版、2007
3. 永山久夫「和食ことわざ事典」東京堂出版、2014

50. 牛乳・乳製品

「一杯の牛乳は寿命を一年延ばす。」
"A glass of milk lengthens the lifetime by one year."

　牛乳、チーズ、バターも代表的なヨーロッパ諸国の食べ物であり、諺も多い。しかし、日本では牛乳飲用が明治になってからであり、諺はない。ほとんどの諺は外国からのものである。牛乳は幼牛の発育のための食べ物であるが、人乳とほとんど差がなく、最もすぐれた食べ物である。牛乳はアミノ酸組成の良いたんぱく質であり、ビタミン類、カルシウム、リンを含んでおり、最も優れた栄養物である。
　牛乳は、
　　「牛乳を沸かして飲む者は一生、力が衰えない。」
　　「牛乳を食べ、ブドウ酒を飲め、さすれば老いても元気。」
　牛乳を食べるとあるが、通常は飲むという。ここでは水のように飲み干すのではなく、栄養物としてよく噛んで食べる意味を含んでいる。
　　「4月の乳は私に、5月は主人に、6月は誰も飲まない。」
　4月の乳が一番おいしいという意味であり、この種のものとして、
　　「4月のチーズは私のために、5月はフランス人にやり、6月は誰も食べない。」
がある。
　　「乳の恩。」
　　「乳をくれれば母親と思う。」
など母親の愛情を言っている。
　有名な諺として、
　　「こぼれたミルクのことを嘆いても仕方がない。」
　　　　"It is no use crying over spilt milk."
がある。

チーズについては、

「チーズのない食卓は片目なしの美人。」

「あれば、もっとチーズが食べたい。」"I would eat more cheese if I had it."
人の欲望は際限がないことを言っている。

「チーズを食べようとしないのは、古ネズミである。」

"It is an old rat that won't eat cheese."

がある。この意味は、ネズミは元来チーズが大好物であるが、年とったネズミは、チーズがネズミ捕り用の罠であることを知っているので、簡単に飛びつかないという意味である。

バターについては、

「愛はバターと同じ、パンがあってうまくいく。」

「肉類のない者は、バターとパンだけでも喜んで食べる。」

"They that have no other meat, bread and butter are glad."

「ほめ言葉だけでは、パースニップ草（セリ科の栽培植物。多肉の根は食用になる）にバターで味を付けることにはならない。」

"Fine words butter no parsnips."

がある。

＜文献＞

1. 西谷裕子（編）「世界たべものことわざ辞典」東京堂出版、2007

51. ニンニク

「ニンニクは七つの病に効く食べ物。」
"Garlic is the curative food of seven diseases."

ニンニクはユリ科ネギ属の食物であり、古くからヨーロッパを始め、

世界各地で食べられている。ニンニクは特有の強い臭いがある。しかし、ニンニクを食べると、元気が出る、疲労回復、強壮剤であると、世界中で考えられている。

「乳鉢（すり鉢）はいつも、ニンニクの臭いがする。」
　　　"The mortar smells always of the garlic."
悪臭はいくら洗っても変わらないという意味である。

「ニンニクの臭いは、肥やしの悪臭も消し去る。」
　　　"The smell of garlic takes away the stink of dunghill."

「葷酒山門に入るを許さず。」
くさい臭いのする野菜（ニンニク）と酒は、修行の妨げになるので、寺に持ち込んではならないという意味であり、ニンニクは強壮剤と考えられていた。

以上の三つの諺は、悪臭を取り上げている。

「ニンニクは母親10人分くらいの良さがある。」
　　　"Garlic is as good as ten mothers."
と、ニンニクの効用を説いている。

「ニンニクのことを話しても、玉ねぎの話題が返ってくる。」
　　　"I speak of garlic, you reply about onions."
ニンニクと玉ねぎは同じ種類の分類にあり、見当違いの返事が返って来た時に使う。

ニンニクには、たんぱく質、ビタミンB_1、B_2、カリウム、亜鉛が多く含まれている。特に亜鉛の含有量は他の野菜に比べて多い。すり潰した時、含硫アミノ酸であるアリイン（alliin）が強い臭いの物質の含硫アミノ酸アリシン（allicin）に変わる。

ニンニクは食品以外に、一般医薬品としてビタミン製剤、滋養強壮薬、ドリンク剤に配合されている。その疾病や疾病予防に対する評価は、個々の疾病や生理機能により有効から無効まで幅が広い。長期投与後や大量投与には、生理機能などに影響を及ぼす可能性もあるので、摂取後の体

調の変化には注意が必要である。

＜文献＞
1. 清水俊雄 編著「機能性食品素材便覧」薬事日報社、2005
2. エードリアン・フー・バーマン（Adriane Fugh-Berman）、橋詰直孝 監訳「エビデンスに基づくハーブ & サプリメント事典」南江堂、2008
3. 西谷裕子（編）「たべものことわざ辞典」東京堂出版、2005
4. 西谷裕子（編）「世界たべものことわざ辞典」東京堂出版、2007
5. 永山久夫「和食ことわざ事典」東京堂出版、2014

9編　酒と煙草

52. 酒

「酒は百薬の長。」
"Good wine makes good blood. /
Sake is the best of all medicines."

　人類がいつから酒を飲み始めたか、確かなことは分からないが、相当早い時期から、酒を飲んでいた。人類が最初に作った酒は、ブドウ酒を初めとした果実酒であったらしい。そのわけは、ブドウなどの果実の糖は蓄えておくだけで、自然発酵してアルコール類になることから、土器などの容器さえあれば簡単に作れるからである。紀元前3000年前後と推定されるブドウ酒の記録がエジプトに残されている。次に、人類が農耕生活を始めると、米や大麦などのでんぷん粉を原料として、これらを焼いたり、歯で噛んだり、麹を使ったりして、でんぷんを糖化してから発酵させて、アルコール類を作るようになる。

　少し脱線するが、昔から各地に「猿酒伝説」があり、猿がイチゴやブドウやアケビを貯蔵して酒を作ったというが、猿を初め、酒を飲む動物はいても、酒を作る動物は人類以外にはいないのが事実のようである。

　アルコールには急性中毒と慢性中毒がある。アルコール類を飲むと、胃から20%、残りは小腸から吸収される。アルコールの生理作用を見ると、アルコールは脂肪の中に溶け込む性質を持っている。体の中で特に脂肪の多い臓器は脳である。したがって、脳はアルコールの影響を受けやすい。脳の中でも進化の程度の高い部分である新皮質は、本能や感情をおさえるところである。アルコールはこのおさえる部位を麻痺させるので心が解放され、楽しくなり、量が増えると酔っぱらった状態になる。

酔いを血中濃度で分けると、0.01%で体があたたかくなり、快い気分になる。0.02%でほろ酔い気分になり、0.05%で軽い乱れが生じる。0.06〜0.1%で酔っぱらった状態になり0.2%で泥酔、0.4%以上になると昏睡から死に至ると言われている。これらは急性中毒であるが、慢性中毒としてのアルコール依存症も大きな問題である。

　1111年にデンマークのヤコブセン教授により発見された、酒の嫌いになる薬アンタブス（商品名ノックビン）がある。この薬を服用していると、酒を飲んだ時、二日酔いを起こさせるアセトアルデヒドを大量に蓄積させる。そのため、酒を飲んだ時に顔面紅潮、脈が増えたり、胸部の圧迫感が起こる。この現象を利用して、酒を見ただけで苦しくなるという心理状態を期待するものであった。この薬が出た時には、これでアルコール依存症はすべて解決したように思われたが、この試みは失敗であった。そう簡単に人間の心が変えられるものではなかった。

　酒の作用を述べている諺に、
　「酒は本心を現す、酒の中に真実がある。」"There is truth in wine."
　「正気が隠すことを酔いは漏らす。」
　　　　"What soberness conceals, drunkenness reveals."
がある。

　酒の歴史は古いため、酒に関する諺は多い。酒は善悪両面の作用があるため、諺も善悪の両面を述べており、「酒は百薬の長」に代表される良い面を強調したものと、「酒は百毒の長」という悪い面を強調したものがある。

　良い面を強調したものとしては、
　「酒は愁いを掃う玉箒。」
　　　"Sake is a good broom to sweep away sorrow."
　これは、酒は人の悩み事や心配事を払い去ってくれる玉箒（玉をかざった儀礼用のほうき）のようであるという意味である。
　「薬屋へ行くより、飲み屋へ行け。」

「ひとたび酔えば千の愁を解く。」
「酒はすべての害悪の万能薬である。」 "Wine is panacea of all ills."
「酒は人の心を和ませてくれる。」 "Wine makes glad to the heart."
「悲しみの後の酒は愉快に腹へ下がる。」
　　　"Drink after grief goes merrily down."
「おいしい酒を飲めば心が楽しくなる。」
　　　"Good wine makes a merry heart."
「酒は老人にとって乳である。」 "Wine is old man's milk."
「酒は血液を作り、水は粘液を作る。」
　　　"Wine begets blood, and water phlegm."
がある。
　悪い面としては、
「酒は百毒の長。」 "Sake is the worst poison."
「酒と女性は賢者を駄目にする。」
　　　"Wine and women make wise man mad."
「暴飲家は絶えずわが生命を攻撃す。」
　　　"The excessive drinker attacks always his life."
「酒は飲むべし飲むべからず。／酒は飲むとも飲まれるな。／飲んだくれは、おのれ自身の魂の主人ではない。」
　　　"A drunkard is not master of his own soul."
「酒が入れば、知恵は出ていく。」 "When the wine is in, the wit is out."
「大酒遊芸は末の身知らず。」
　　　"Youth riotously led breeds a loathsome old age."
「海より酒で溺れる人の方が多い。」
"Wine has drowned more than the sea."
などがある。その他、
「良酒には看板を必要としない。」
　　　"Good wine needs no bush (or no sign)."

「一杯目は健康のため、二杯目は喜び、三杯目は心地良さ、四杯目は愚かさのため。」
「一杯は人　酒を飲み、二杯は酒　酒を飲み、三杯は酒　人を飲む。」
　　"First the man takes a drink, then the drink takes a drink , then the drink takes the man."
「友人と酒は古い方が良い。」"Old wine best to drink, old friends to trust."
がある。

53. 煙　草

「煙草は百害あって一利なし。」
"Smoking produces a hundred evils and no good."

　酒と煙草と対比して良く使われる言葉である。しかし、酒は紀元前の古くから飲まれていたが、煙草が世界各地で吸われるようになったのは新しい。コロンブスが西インド諸島の原住民が煙草を吸っているのを知り、ヨーロッパに持ち帰ったのが1500年頃であるので、比較的新しい。

　煙草も酒と同じように、習慣性があり止めるには困難がつきまとう。喫煙と健康との関連性についての科学的証明には長い歴史があった。かつて、わが国の長寿者の中には愛煙家がいたため、大きな害はないとも言われていた。逆に、「煙草は健康に良い」と煙草箱にラベルしていた国も現れる始末であった。

　煙草が人体に急性および慢性の影響を及ぼすことは、動物実験などにより古くから断片的に報告されていた。決定的になったのは、多数の人を対象に追跡をした疫学調査によってである。喫煙者は肺がんに罹るリスクが高いことが認められた。肺がん以外にも、口腔がん、喉頭がん、食道がん、胃がん、膵臓がん、腎臓がん、膀胱がんになるリスクが高い

事が明らかにされた。さらにがん以外にも冠動脈性心臓病、胃・十二指腸潰瘍などにも影響を与えることも明らかになった。

1964年に、米国公衆衛生総監の報告書「喫煙と健康」や、世界保健機関（WHO）の報告書などにより、喫煙は健康に影響を与えることが最終的に決定された。

わが国の喫煙者率は、男子が2005年に50％を割り、その後減少が続き、2015年には31.0％になった。しかし、先進諸国と比べて男子の喫煙率は高く、女子の喫煙者は2015年9.6％であり、先進諸国と比べ低い。

WHOは、1988年に毎年5月31日を「世界禁煙デー」として禁煙対策に乗り出し、毎年、禁煙デーの「WHOスローガン」を発表している。

1988「たばこか健康か：健康を選ぼう」
　　　　"Tobacco or Health：choose health"
1989「プラスされる女性喫煙者への害」
　　　　"Women and tobacco：the female smoker：at added risk"
1990「子どもに無煙環境を」
　　　　"Childhood and youth without tobacco：growing up without tobacco"
1991「公共の場所や交通機関は禁煙に」
　　　　"Public places and transport：better be tobacco free"
1992「たばこの煙のない職場：もっと安全にもっと健康に」
　　　　"Tobacco free workplaces：safer and healthier"
1993「ヘルスサービス：たばこのない世界を開く窓」
　　　　"Health services：our windows to a tobacco free world"
1994「メディアとたばこ：健康のメッセージを広めよう」
　　　　"Media and tobacco：get the message across"
1995「想像以上に大きいたばこの損失」
　　　　"Tobacco costs more than you think"
1996「スポーツや芸術を通じて、たばこのない環境で」
　　　　"Sport and art without tobacco：play it tobacco free"
1997「手をつなごう！　たばこのない世界をめざして」

   "United for a tobacco free world"
1998 「子どもに無煙環境を」
   "Growing up without tobacco"
1999 「たばこにサヨナラ」
   "Leave the pack behind"
2000 「その一本、みんなの命けずられる、だまされてはならない」
   "Tobacco kills, don't be duped"
2001 「他人の煙が命をけずる：受動喫煙をなくそう」
   "Second-hand smoke kills"
2002 「たばことスポーツは無縁（無煙）です」
   "Tobacco free sports"
2003 「たばこと無縁の映画やファッションへ」
   "Tobacco free film, tobacco free fashion"
2004 「たばこと貧困：その悪循環から逃れよう」
   "Tobacco and poverty, a vicious circle"
2005 「たばこに向かう保健医療専門家」
   "Health professionals against tobacco"
2006 「たばこ：どんな形や装いでも命取り」
   "Tobacco : deadly in any form or disguise"
2007 「たばこ、煙のない環境」
   "Smoke free inside"
2008 「たばこの害から若者を守ろう」
   "Tobacco-free youth"
2009 「警告！たばこの健康被害」
   "Tobacco health warnings"
2010 「ジェンダーとたばこ―女性向けのマーケティングに重点をおいて―」
   "Gender and tobacco with an emphasis on marketing to women"
2011 「たばこの規制に関する世界保健機関の枠組条約」

　　　　"The WHO Framework Convention on Tobacco Control"
2012「たばこ産業の干渉を阻止しよう」
　　　　"Tobacco industry interference"
2013「たばこの広告、販売促進、スポンサーシップを禁止しよう」
　　　　"Ban tobacco advertising, promotion and sponsorship"
2014「たばこ税の引き上げを！」
　　　　"Raise taxes on tobacco"
2015「たばこ製品の不正な取引をなくそう」
　　　　"Stop illicit trade of tobacco products"
2016「プレーン・パッケージをめざそう」
　　　　"Get ready for plain packaging"
　　　　（筆者注：プレーン・パッケージとは、煙草の箱にロゴ、色彩など販売促進の役割を果たす一切のデザインを禁止し、ブランド名と商品名を決められた色とフォントだけで表示すること。）
2017「たばこ―成長の妨害者」
　　　　"Tobacco – a threat to development"
2018「たばこは心臓病を増やす」（筆者訳）
　　　　"Tobacco and heart disease"

　現在煙草の箱には、国民に対して警告文を付けている国が多い。従来はこの警告文も「煙草の吸い過ぎに注意しましょう」「喫煙は健康を害する」のような弱い表現のものが多く、代表的な警告文は"Smoking can endanger your health."であった。この endanger（害する、危険にさらす）の代わりに damage, threaten, harm, be dangerous, be hazardous の言葉を使い、これに助動詞の may, can が加えられており、いろいろなお国柄が読み取れる。

　最近は、この警告文もさらに具体的な内容を示しているものが多い。
　「喫煙は肺がん、口腔がん、食道がん、喉頭がん、膀胱がんのリスクを高める。」
　　　　"Smoking increases the risk of cancer of the lung, the mouth, the

esophagus, the throat, the bladder, etc."

「妊娠中の喫煙は母親や子どもの健康を害する。」

"Smoking during pregnancy endangers the health of mother and child."

「喫煙はあなたの動脈に害を与え、心疾患の原因になる。」

"Smoking may damage your arteries and cause heart attack."

などであり、さらに煙草には中毒性、習慣性があるので、

「喫煙は中毒になります。」"Cigarettes are addictive."

の表示もされている。

煙草に関する諺には、

「煙草1本は棺桶の釘1本。」

"Every cigarette is another nail in your coffin. / A cigarette is a nail in our coffin."

「喫煙とスポーツは相容れない。」"Smoking and sports don't mix."

があり、悪い面が強調されている。

煙草を賛美した話しもあり、喫煙すると心が落ち着くや体重減少があるというが、これらは健康障害と引き換えであることは、銘記しておきたい。

＜文献＞

1. 厚生省（現・厚労省）編「喫煙と健康―喫煙と健康問題に関する報告書」健康・体力づくり事業財団、1988

54. 酒と法律

「アルコールと運転はうまが合わない。」
"Alcohol drinking and driving don't mix."

　アルコールは大脳を麻痺させる作用があり、かつ習慣性を持つので、このような害をなくするため、古くから各国で禁酒が説かれ、禁酒運動が起こっている。古代バビロニアのハンムラビ法典（紀元前 18 世紀）に禁酒の項目がある。仏教も 5 戒の一つに不飲酒(ふおんじゅ)があり、キリスト教、イスラム教も飲酒に対する戒律を持っている。

　17 世紀の初めには、米国を初め世界各地に禁酒運動の団体が作られた。米国では 1845 年にニューヨーク州が禁酒州になり、その後他州にも広がり、1919 年には米国全土で酒類の製造販売が禁止になり、有名な「禁酒法」が成立、1 年後に実施に移された。しかし、密輸入や密造がはびこり、映画などでもよく出てくるように、ギャングの資金源になったので、ついに 1923 年に「禁酒法」は廃止された。

　現在、若者に対しては世界の主要国の殆どは飲酒を禁止している。飲酒して良い年齢は 16～18 歳以上の国が多いが、わが国は「未成年者飲酒禁止法」により、20 歳未満が飲酒を禁止されている。しかし、現在でもイスラム教の国々では宗教的戒律によって国民全員の飲酒は禁止されている。

　また、何歳であっても、飲酒したら運転するなということは常識になっている。表題の "Alcohol drinking and driving don't mix." は "drinking" と "driving" が快い韻を含んでいる。

　わが国では、道路交通法で 1960 年に酒気帯び運転が禁止され、2015 年の改正では「呼気中アルコール濃度 0.15 mg/L」が酒気帯び運転の基準値に定められた。この値は血中アルコール濃度 0.3 mg/mL（0.03％）に当たる。純アルコール 20 g（ビール中びん 1 本、日本酒 1 合、ウイスキー・

ダブル1杯、焼酎0.6合）を飲んだ時に、血中アルコール濃度が0.2~0.5 mg/mLになり、このアルコールが体内から消えるまでに約3時間かかると言われている。この血中アルコール濃度が0.3 mg/mLになると、ほろ酔いから軽いみだれが生じるので、各国ともこの値を酒気帯び運転の基準にしている。しかし、ただ飲酒運転の罰則については、罰金から禁固、懲役、悪質な場合は死刑まで各国で様々である。

　類似の諺として、
「死神が飲酒運転者と同乗している。」
　　"Death rides with the drinking driver."
「ガソリンとウイスキーは、ハイウエイで血と混じる。」
　　"Gasoline and whiskey usually mix with blood on the highway."
「乗るなら飲むな、飲むなら乗るな。」
　　"If you drive, don't drink: If you drink, don't drive."
がある。

10編 病　気

55. 病気と人間

「人は病(やまい)の器(うつわ)。」

"Human being lives in the vessel of diseases."

　人間が地上に現れた時から、病気に付きまとわれてきた。このことは、あらゆる生き物は絶えず、環境と個体内部との戦いの中で生き、その戦いの反応が病気という形をとってきた。病気は、健康でないことであるが、その定義となると難しい。「病気は、身体の臓器や免疫系に障害が起き、その機能が低下し、身体全体が調和を欠いた状態である。」と定義できる。

　病気の歴史が古いため、病気に関する諺は多い。病気の性質を表したものに、

　　「病は癒(い)ゆるに怠(おこた)る。」
　病気は治りかけると油断をして再発するという。

　　「病気には勝たれぬ。」

　　「急病に悪日なし。」 "Necessity has no holiday."

があり、月日には日柄の良い日、悪い日、即ち吉日(きちじつ)、凶日(きょうじつ)があるが、病気はこれらの日柄と関係なく起こり、治療するのも日柄を言ってはいけないという。

　　「病治り、薬師忘れる。」 "When illness is cured, the doctor is forgotten."

がある。

　病気の治療法について、

　　「重病には極端な治療が必要。」

"Desperate diseases need desperate cures."
「絶体絶命の病気には荒治療が必要だ。」
"Desperate diseases must have desperate remedies."
がある。
「病気は馬で来て、徒歩で去る。」
"Diseases come on horseback, but go away on foot."
これは病気にかかりやすいが、治りにくいという意味である。
類似のものとして、
「病気は急にやって来て、ゆっくり出ていく。」
"Sickness comes in haste and goes at leisure."
「病気のかかり始めが治療の適期。」
「病気にならないうちに、節制しなさい。」
「病気は分かれば半ば治ったのも同然。」
"A disease known is half cured."
「病上手に死に下手。」
「病と命は別物。」"The illness and a life are different things."
「病なくして、自ら灸す。」"He takes physic before he is sick."
がある。
「どんな病気にも治療法がないわけではない。」
など、患者に希望を与える諺もある。
「病膏肓に入る（在り）。」"The disease is too deeply seated for recovery."
これは病気が、治療しにくい部位に入ったという意味であり、治りにくいという意味である。この膏肓は「こうもう」と間違って読まれることがある。膏肓とは心臓下、横隔膜の上部をさす。
「病気は感じられる、しかし健康は全然感じない。」
"Sickness is felt, but health not at all."
「病気は我々に、我々の本体を告げる。」"Sickness tells us what we are."
「治療薬ない病気は、くよくよしても無駄である。」

がある。

　「古傷は痛みやすい。」"Old sin breeds new shame."
　「若い時に受けた傷は、年とってから痛む。」
　　　"Young men's knocks old men feel."
　「かさぶたで覆われた頭は、すぐに傷つく。」
　　　"A scald head is soon broken."
　以上の3つの諺は、昔犯した悪事は何時まで経っても、ことあるごとに出てくることを言う。
　「病気はそれぞれ一人の医師。」"Every invalid is a physician."
という諺もある。
　以上のようにこれらの諺は、今日でも通用する病気に対する考え方をよく捉えている。

56. 病気の種類

「四百四病」
"*Four hundred and four diseases.*"

　四百四病(しひゃくしびょう)という言葉をよく聞く。この意味は、人間の体は地、水、火、風からできており、その調和がみだれると、この地、水、火、風それぞれから、地病101、水病101、火病101、風病101の病気が生じる。そのため、合計404の病気が存在することに基づいている。しかし、現在はこのことを信じる人はいない。
　約100年前に、世界の国々が疾病を「疾病、傷害および死因の統計分類」として、同じ基準で分類した。この分類を使うことにより、疾病の発症頻度や死因を比較検討して、世界から病気を減らすことを目的にしている。この分類の項目数が約14,000項目あるので、実質疾病の数は非

常に多いと考えられる。

　しかし現在、会話で使われたり、病院で診断される疾病名は体系的には作られていない。

　例を上げると、14世紀にヨーロッパに大流行し、当時の人口 2,500 万人が死亡した「黒死病」は、別名「急性細菌性（ペスト菌）感染症」である。しかし、当時の人々は、全身が黒ずみ死んでいくので黒死病と名付けて恐れた。原因が分からない当時としては、症状を病名にして、対策を立てたことは最善の方法であった。同様なことは、血便が主症状であった赤痢、子どもに起こる手足の麻痺が主症状の小児麻痺、カドミウム汚染により骨がもろくなり、骨折を起こし「痛い痛い」と訴えたのでイタイイタイ病と名付けられた例がある。

　現在は疾患部位とその病理所見で付けられることが多い。例えば、胃炎、十二指腸潰瘍、肺がんのように、最初に解剖学的名称がきて、次に炎症、潰瘍、がんなどの病理的名称がくることが多い。

　「病は財布をむしばむ。」"Sickness soaks the purse."

　「四百四病より貧の苦しみ。」

という諺のように、貧乏の苦しさは病気の苦しさより、酷いということになる。病気になり医療保険や国営医療の制度がないと、一転経済的最下層に転落することを意味している。

　疾病名は医療機関従事者だけのものでなく，患者を含めた全国民の関心ごとでなければならない。

57. 心身症

「病は気から。」
"Fancy may kill or cure. / Illness often comes from worry. / You will get sick from too much worry."

　病気はいろいろな原因で起こる。体を取りまく外因（環境）、即ち細菌・ウイルスの感染、温度・気圧の変化、栄養過多などによって起こる。これらの病気は、これらの外因の悪影響をなくせば治る。しかし、病気の発症にはもう一つの要因としての内因性のものがある。

　その一つとして、気持ちの持ち方により病気が重くなったり、軽くなったりする。病気に打ち勝つという意思があるかないかによって、その後の経過は違ってくる。

　心の動きと体の働きとが密接に関係している病気があり、心身症と呼ばれている。心身症は身体症状を主とするが、その診断や治療に、心理的因子についての配慮が特に重要な意味を持つ病態と定義されている。

　表題と類似の諺として、
　「病気は気で勝つ。」
　「万（よろず）の病は心から。」
　「心配すれば寿命をちぢめる。」"Care preys upon life."
　「心が体を律する」。"The mind rules the body."
　「病はすべて心の中にある。」"Illness is all in the mind."
　「想像の病は真の病よりも悪い。」
　　　"An imaginary ailment is worse than a disease."
　「わずかの痛みにいつも不安な人は、痛みなしにいることはない。」
　　　"He that is uneasy at every little pain is never without some ache."

　胃潰瘍、高血圧症、気管支喘息などの病気は、原因が精神的であることが多く、心身症とも名付けられている。この心身症のために、1963年

に九州大学医学部に心療内科という診療科が設けられ、世の中に大きな影響を与えた。

心身症は、心さえ治せば病気は何でも治るという簡単なものではない。また心を治すなど難しいが、臨床の場ではいろいろな方法が試まれ、成果を上げている。

1) 催眠療法：治療者からの働きかけ（暗示）によってリラックスと統一の状態に入る。
2) 自律訓練法：自分で意識的に副交感神経の働きを高める方法。
3) 認知・行動療法：物の見方を現実的にすることでストレスを軽くする方法。
4) 筋弛緩法：筋肉の緊張と弛緩を繰り返し行い身体のリラックスに導く方法。
5) 呼吸法：腹式呼吸法
6) 瞑想法：ある一つに意識を集中させて、リラックスさせる方法。
7) アファメーション：自分を励ます言葉「私は大切な人間です」などが使われる。

また、従来から心身の基本は調身（体を整える、臍下丹田に重心を置くこと、姿勢など）、調息（呼吸を整える）、調心（心、脳を整える）と言われている。古来より中国では、気功法を原点として、導引術、太極拳があり、インドではヨーガがあり、わが国では自彊術(じきょうじゅつ)などがある。日本舞踊、西洋舞踊、社交ダンスなども注目されている。これらは、心を落ち着かせ、心を整えることが基本になっている。腹式呼吸は、副交感神経の活動を高め、吐く息は気持ちを落ち着かせる効果がある。

＜文献＞
1. 池見酉次郎「心療内科」中央公論新社、1963
2. 池見酉次郎「続・心療内科」中央公論新社、1973
3. 池見酉次郎「ヘルス・アート入門」創元社、1995

58. 季節と病気

「柿が赤くなると医者が青くなる。」
"Doctors turn pale in the season when persimmons redden."

　柿は日本を代表する果物であり、中国の一部を除き日本が主な産地である。柿が赤くなるということは、柿が熟して食べ頃になり、多くの人が柿を食べる。柿にはビタミンCが多く含まれているので、風邪などの病気が減り、患者も減るので医師にかかる人も少なくなり、医師が青くなるという意味である。なお、柿のビタミンC含有量は果物中、イチゴに次いで多い。柿のビタミンC量は100g中70mgである。このように、野菜や果物の旬、季節と健康、病気と関連づけた諺は多い。
　「蜜柑が黄色くなると医者は青くなる。」
がある。柿やみかんの代わりに、橙、柚も同様に使われる。
　魚では秋刀魚が使われる。
　「秋刀魚が出るとあん摩が引っ込む。」
があり、秋になると秋刀魚の季節になり、秋刀魚の他、米なども収穫され、人々の栄養状態が良くなり、あん摩に代表される治療師が引っ込むという。秋刀魚とあん摩、出ると引っ込むと良い語呂になっている。なお、秋刀魚は栄養面ではすぐれており、DHAやEPAの含有量も多い。
　逆に医師が繁盛する季節を詠ったものとして、
　「枇杷が黄色になると医者は忙しい。」
　「橙が青くなれば医者の顔が赤くなる。」
がある。枇杷はその実が熟して黄色くなるのは夏であり、この夏は伝染病などの病気が多く、医師は忙しくなる。
　「冬至にカボチャを食べると中風（脳出血）にならない。」
があるが、これはカボチャにはカリウムが多く含まれ、このカリウムは

摂りすぎた塩分（ナトリウム）を排出させる働きがある。このナトリウムは血圧を上げる作用があるので、排出がすすめば血圧が下がり、中風（脳出血）が少なくなる。

　「麦の穂がでたら、浅蜊を食うな。」

　これは、夏の浅蜊は卵巣に毒ができて、中毒になりやすいから注意せよという。また、

　「クリスマスが温暖だと墓地が肥える。／雪の降らない暖冬の年には、病死者が多い。」
　　　"A green Christmas makes a fat churchyard."

があり、天候の異常は死亡者を増やしている。

　明治や大正時代の日本の病気による死亡は夏季に多かったが、現代では冬季に多くなってきている。この原因は、季節の影響が冷房、暖房により少なくなり、野菜や果物も品種改良や貯蔵技術の進歩により季節の差が無くなってきたと考えられている。

　＜文献＞
1．籾山政子「疾病と地域・季節」大明堂、1971

59. 肥　満

「肥満は脳の働きを悪くする。」
"A fat body makes a dull brain."

　表題と同じ意味の諺として、
　「肥満腹は微妙な才知を生まない。」
　　　"A fat belly doesn't engender a subtle wit."
がある。

肥満を医学的に定義すると、単に体重が大きいことではなく、体内の脂肪組織が過剰に増加した状態をいう。人の体脂肪の割合は15〜25％と言われている。これ以上の割合になると肥満の状態であるが、実用的には身長と体重から計算した体格指数（BMI：body mass index）が使われる。体重（kg）を身長（m）で割り、もう一回身長で割った値がBMIである。標準BMIは22と言われているが、その異常値は世界の国々でそれぞれ決められている。日本における肥満の判定は、日本肥満学会が25以上を肥満としている。米国では30以上を肥満としている。

　肥満は消費エネルギーより摂取エネルギーが上回ることによって起こるが、細部の機序はいろいろな学説があり、すべてを説明するのは難しい。人類がこの世に現れてから、飢えとの戦いが続き、医学の大きな目的は栄養失調に対する対策であり、やせ対策であり、肥満者は逆に健康のシンボルと考えられてきた。そのため、摂り入れた栄養は、飢餓の時に備え、皮下に脂肪細胞として蓄えるように体が作られ、皮下に蓄える力が強い人ほど、長生きができた。このようなために、余分な糖分や脂肪を蓄えてきた。良い実例が、肥満者の多いグループとして有名な米国原住民であるピマインディアンは、何世代もかけてエネルギー倹約遺伝子が蓄積されたと考えられている。しかし、過剰のエネルギー摂取により、肥満になった人も確かにいるが、いくら食べても太らない人がおり「やせの大食い」という諺もある。

　体重の値について、セットポイント（一定値）説がある。体重（脂肪割合）は生まれつき、ある一定の値に定められており、この値により、やせ、肥満という体質になるという。前述のピマインディアンもこのセットポイントが高く設定されていると考えることができる。

　その他、レプチン（体重減少効果のあるたんぱく質のことであり、やせを意味するギリシャ語のレプトス"leptos"から命名された）など肥満をとりまく学問的研究は、今後進展すると考えられる。

　現在、米国では成人の30％以上がBMI 30の肥満であり、かつその値

は増加の一途をたどっている。米国大統領は「米国社会は肥満との戦いをしなければならない」と宣言している。日本人はスリムと言われているが、日本も着々と肥満の道を歩んでいる。

<文献>
1. 蒲原聖可「ヒトはなぜ肥満になるのか」岩波新書、1998
2. 蒲原聖可「肥満とダイエットの遺伝学」朝日新聞社、1999
3. 蒲原聖可「肥満遺伝子」講談社、1998
4. フランク・B・フー（Frank B. Hu）、（小林身哉 他訳）「肥満の疫学」名古屋大学出版会、2010

60. ストレス

「心労は猫を殺した。」
"Care killed the cat."

この諺は、気苦労が猫を殺したという意味である。この文章に、
「しかし、心配なしに生きることはできない。」
　　　　"But you cannot live without it."
が続く。
「猫は九つの命を持つ。」"A cat has nine lives."
と言われるほど強靭である。その猫でさえ気苦労は殺してしまうと言っている。わが国にも同じ意味の、
「心配は身の毒。」"It is not work that kills but worry."
がある。
気苦労は体にとって、一種のストレスと考えられている。ストレスは英語の"stress"から来ており、抑圧、緊張、強制を意味する。1951年、セリエ（Hans Selye）は悪い刺激が生体に働くと、自律神経や内分泌器

官に変化を起こし、心身に健康障害を起こすことを発表した。ストレスが続くと、自律神経の中の交感神経の作用が強まり、さらに内分泌系のアドレナリンなどの分泌過剰により、心身の障害が起こる。

　この心理的要因が密接に関与する心身症の患者は、真面目、几帳面、模範的、こだわり型、神経質、自己犠牲的、頼まれごとを断れない、などの性格の人に多いと言われている。いわゆる周囲の状況、環境に一生懸命応えようとするが、応えることができない時に破綻して心身症が起こる。

　ストレスはすべて悪いかというと、いわゆる善玉ストレスがある。このストレスは脳を刺激して人々にやる気を起こさせる。セリエは、
　「ストレスは人生のスパイス。」"Stress is the spice of life."
と言っている。
　「百病は気から起きる。」
　「病気は気で勝つ。」
のように、気持ちの持ちようで病気が重くなったり軽くなったりする。
　「万病よろずの病は心から」
　「空想は人を殺しも生かしもする。」
　「不安に負ける一歩ごとに、人は自然な心から遠ざかる。」
などの類似の諺もある。
　「ストレス予防は STRESS。」という言葉もある。

　"S"(Sports 運動)、"T"(Travel 旅行)、"R"(Recreation レクレーション)、"E"(Eating 食事)、"S"(Sleep 睡眠)、"S"(Smile 笑顔)と言われている。

　少し余談になるが、表記の諺「心労は猫を殺した。」"Care killed the cat." は "killed" と過去形になっているが、"killed" の代わりに "kills" と現在形や "will kill" となって習性を表す will を使っている諺もある。また、"the cat" については "a cat" または "cats" という諺もある。

<文献>
1. Hans Selye, The Stress of Life, McGraw-Hill Book Company, New York, 1956

61. 風　邪

「風邪は万病のもと。」
"A cold may develop into all kinds of illness."

　表題の諺は "A cold is the source of all kinds of sickness." とも言われる。
　現在では、風邪またはかぜと言われているが、医学的にはかぜ症候群であり、上気道の非特異性急性カタル性炎症の総称である。風邪は比較的軽く済むことが多いが、上記の諺が意味するように、いろいろな病気に発展したり、症状がもっと悪化したりする。エイズの感染、腎炎の始まりなども最初は風邪の症状であり、軽いといっても簡単には侮れない。
　「5月の風邪は治るまで30日かかる。」
　　　"A May cold is a thirty-day cold."
　「日が長くなると風邪は治りにくくなる。」
　　　"As the day lengthens, so the cold strengthens."
がある。一般的には風邪はウイルスが主な原因であり、このウイルスは低温と乾燥に強いので冬に多い。しかし、春や夏の風邪はタイプが異なり、経過も長びくことを昔の人は経験から知っていたことには驚く。
　「風邪には大食、熱には絶食。」"Feed a cold and starve a fever."
があり、風邪の時は、充分栄養を摂り、高熱の時は体の各器官が弱っているので、食べるのをひかえるのが良いという意味であり、理にかなっている。
　インフルエンザ・ウイルスも呼吸器症状を起こす微生物の一つであるが、他のウイルスや細菌に比べて毒性は強く、症状も重い。

インフルエンザ・ウイルスはRNAウイルスで、A型、B型、C型の3種類がある。この中で鳥とほ乳類にも感染するのはA型だけであり、症状も重く、大流行を起こす。1918年にはA型の世界的な大流行が起こり、日本ではスペイン風邪と言われ、世界中で2,000万人以上の人が、わが国では26万人が死亡した。世界的大流行は10～40年を周期として起こるので、そろそろ免疫のない人が増えてきたので、世界的大流行が起こるかも分からない。

そのためには、ワクチンメーカーの生産能力の増強、ワクチン接種システムの効率化（老人に対するワクチン接種など）が考えられる。また、インフルエンザには予防薬として抗ウイルス剤のアマンタジンがあり、発症してからできるだけ早い時期（2日以内）に飲むと効果を発揮する。

62. 糖尿病

「文明のあるところに糖尿病あり。」
"There is diabetes mellitus in civilization."

紀元前から、ギリシャ、ローマ、アラビア、中国など世界中の国で糖尿病と考えられる症状が記載されている。しかし、糖尿病になるのは王侯、貴族などの上流階層の人々が多く、金持ちの病気と考えられていた。しかし、近年糖尿病が増加し、平成19年の国民健康調査・栄養調査では「糖尿病が強く疑われる人」（ヘモグロビンA1cの値が6.1％以上）、または質問紙で「現在糖尿病の治療を受けている」と答えた人は約890万人、糖尿病が否定できない人は約1,320万人で、合わせて約2,210万人であり、まさに糖尿病は国民病である。

しかし、古くは糖尿病が上流階級の病気であり、病態が明らかでないためか、糖尿病に関する諺は少ない。

糖尿病に関する諺としては、
「砂糖食いの若死。」
「糖尿病の合併症は全身に起こる。」
がある。
　坂東 浩氏は糖尿病について、分かりやすい句として、93の川柳にまとめている。例を上げると、
「目に見える　病状ないから　なお怖い」
「全身の　細い血管　ぼろぼろに」
「糖尿病　名前を変えよう　糖血病」
「糖尿で　一番こわい　失明が」
　また、糖尿病を、
「カルテット　音楽でなく　死の病」
と糖尿病の恐ろしさを非常に分かりやすく示している。カルテットとは音楽の四重奏のことであり、糖尿病の他、肥満症、高脂血症、高血圧症を合わせてカルテットと称しており、お互いに深く関連しあっている疾病群である。
　糖尿病の初期には症状がないが、しだいに口の渇きから「水を多量に飲む」、「尿が多くなる」、「大食になる」、「やせる」が起きる。この多飲、多尿、多食、体重の減少を、「三多一少」と言っている。
　さらに放置しておくと、合併症として、糖尿病性網膜症（失明することがあり、後天的な失明原因の第1位である）、糖尿病性腎症（末期には血液透析が必要になる。人工透析を始める原因の第1位である）、糖尿病性神経障害（四肢の知覚障害、痛みや運動障害）が起こる。これらを「三大合併症」と言う。
　治療法として薬物療法、運動療法、食事療法であり、「三大治療法」と言う。
　食事療法としては、直ぐに吸収しない糖質、即ちグリセミック・インデックス（glycemic index：GI値）の低いものを摂る。高いものとして、

ブドウ糖100、食パン95、ジャガイモ90、ごはん88、うどん85である。低いものとしては、ほとんどの果物、野菜、豆類であり、具体的にはりんご36、柿37、大豆20、キャベツ26、大根26である。また糖質の吸収の速度を抑えるものとして食物繊維があり、食品100ｇ中に含まれる食物繊維は多いものとして、ごぼう11.1ｇ、枝豆10.1ｇ、シイタケ4.1ｇ、ブロッコリー4.8ｇなどがある。さつま芋は1.9gである。

　糖尿病の経過を見るものとして、「食事を測る」、「体重を測る」、「運動を測る」が助けになる。これらは、「三測定法」と言われている。

　水洗便所が普及していなかった時代には屎尿がため置かれ、この屎尿が畑の肥料に使われていた。この屎尿を取り扱う人が、この屎尿に蟻が集まるのを見て、この家では糖尿病患者がいることを当てたという話もある。諺として、

　　「蟻の甘さにつくが如し。」または「甘いものに蟻がつく。」
がある。

　最後に糖尿病に関連した言葉として、

　　「不安定糖尿病といった患者はいない。ただ不安定医師がいるのみである。」

といった医師の技量をもじったものがある。

　＜文献＞
1. 坂東　浩「イラストと川柳で学ぶ糖尿病」総合医学社、2003

11編　医　師

63. 医師とは

「最高の医師は栄養、休養、陽気の三博士。」
*"The best doctors are
Dr. Diet, Dr. Quiet, and Dr. Merry man."*

　医師の歴史は古い。人類が地球上に現れた時から、何らかの医術を行う職業があった。それは魔法医学とも呼ばれ、悪魔や精霊によって病気が起こると考えられており、祈祷や呪文がとなえられた。中世までは、洋の東西を問わず医師の身分は低く、ローマ時代では医師の仕事は奴隷が行った。わが国でも、江戸時代までは、賤しい技術を使う職業として「方技」と呼ばれていた。この「方」、「技」とも漢字では技術という意味である。中世以後、科学的な要素が取り入れられ、その身分も上がり、西洋では僧侶、弁護士と共に医師は3プロフェッション（専門家）の一つになる。

　紀元前400年頃、ギリシャに現代医学の源流といわれている古代医学の最高峰であるヒポクラテス（Hippocrates 460 ?-377 ? BC）が現れた。彼の医師に対する職業観が「ヒポクラテスの誓い」として示されており、当時のギリシャのコス島の医師会の会員になるために、この誓いをしたと言われている。それらは、
  1. 患者のために、技術の最善を尽くす。
  2. 患者に危害を加えたり、不正をしない。
  3. 自殺を助けない。
  4. 堕胎を起こさない。
  5. 結石患者は専門家にまかせる（自分の学んだことにかぎる）。

6. 職業上の関係を乱用しない。特に性的動機のために。
7. 患者の秘密を保持する。

その後2500年間、この西洋医学を中心とした考え方が脈々と受け継がれている。現在は医師のいない社会は考える事ができず、一般的には信頼されている職業になった。

一般的な医師の本質を述べたものに、表題の諺の他、

「自然は最良の医師。」"Nature is the best physician."
「神が癒し、医師が感謝される。」"God heals, the physician has the thanks."
「神が癒し、医師が代金をいただく。」

  "God heals, and the doctor takes the fee."

「神が癒し、医師は包帯を巻く。」
「良い医師は良いコーチのようなものである。サイドラインに控えていて、決してゲームに加わらない。」

  "Good physicians are like good coaches, they stay on the side lines, they never get in the game."

「最上の外科医は、自分自身をたっぷり切り開いたことのある人。」

  "The best surgeon is he that has been well hacked himself."

「一度も病気になったことのない人間は、良い医師になれない。」

  "No man is a good physician who has never been sick."

「僧侶は人々をその最上において見る。弁護士は最低において見る。医師はありのままに見る。」

  "A priest sees people at their best, a lawyer at their worst, but a doctor sees them as they really are."

「医師の居ることが治療のはじまり。」

  "The presence of the doctor is the beginning of the cure."

「医師は他人に対して治療に力を尽くすが、自分自身は傷だらけ。」

  "Though a physician to others, yet himself full of sores."

「人は30歳になると、馬鹿か医師のどちらかになっている。」

"A man is a fool or a physician at thirty."

「あなたの医師、聴罪師(チョウザイシ)(キリスト教で罪の告白を聞く人)と弁護士には嘘を言うな。」

"Deceive not your physician, confessor, or lawyer."

がある。

また、患者との関係では、

「患者に話すのでなく、患者と話すこと。」"Talk with, not to patients."

「患者に頼み事(心付けを請求)をしてはならない。」

"Never ask a patient to do a favor for you."

がある。

中国の諺として、

「良医は病人の死生を知る。」

「三たび肘を折りて、良医たるを知る。」

がある。後者の意味は、3度も肘を折り、痛い経験をしてから、何が良い医師かを知るという意味である。

患者の方も医師を信じて、

「医、信じざれば、その病癒えず。」

ということになる。

＜文献＞

1. John Daintith, Amanda Isaacs (edited), Medical Quotes A Thematic Dictionary, Facts on File, Oxford, New York, 1989
(ジョン・デーンテスおよびアマンダ・アイザクス編・長野敬訳「医をめぐる言葉の辞典―誕生から臨終まで」青土社、1993)

64. 上医、中医、下医

「上医は未病を治し、中医は病みかけている者を治し、
　下医は既に病んでいるものを治す。」
"The superior doctor prevents sickness,
the mediocre doctor attends to impending sickness,
the inferior doctor treats actual sickness."

　表題の諺は「上医は病気になっていない者の病気を予防し、中医は病気になりかけている者を治し、下医は既に病気になっている者を治す。」ことを意味し、対象者の病状によって上医、中医、下医に分けている。
　中国の伝統医学では、良い医師は症状の現れる前に鍼(はり)を刺す（治療する）。次の者は症状が盛んにならない時に刺し、良くない医師は病状が盛んな時に刺すと言われている。このように盛んな時に針を刺してはいけないというのが、中国の伝統医学の考え方である。このように、病状に対応する針の打ち方により、上医、中医、下医に分けている。
　他方、病気の対策は、健康な人々に対して、対策を立てるのが一義的であり、上医である。すでに病気になった人に対する治療は後手であり、下医であると解釈される場合もある。
　さらに、他の意味の諺として「小医は人を医し、大医は国を医す。」があり、国全体を考え、衛生行政を行う医師を大医と考える諺もある。
　解釈の違いは別として、学者としての北里柴三郎氏は、研究分野での上医であるが、公衆衛生、衛生行政の分野で上医に値する医師がいる。長与専斎氏である。彼は、わが国の医療・福祉の制度を明治の初期に作り上げた人物である。彼は緒方洪庵の「適塾」に学び、長崎の医学伝習所に入り、ポンペ（Pompe）の教えを受けた。その後、文部省医務局長になり、衛生行政の道に進み、1874年にわが国のいろいろな衛生行政の法律のもとになる「医制」を作った。「医制」は76条よりなり、医学教

育、病院、医師開業免許などについて定めたものであり、医師養成の大学医学部、地域の病院のあり方を示している。また、医師開業免許については、当時3万人以上の漢方医の反対を押し切って科学的な西洋医学を導入し、医師開業のための国家試験の制度を作った。これらの意味では、彼は個々の患者を診察、投薬などの治療はしなかったが、間接的には多くの人々を救った。

中国では医師のことを杏林（きょうりん）とも呼んだが、これは中国の仙人が人を治療しても代金をとらず、杏（あんず）の木を植えさせ、それが林になった故事によるという。

また「医は仁術である。」とも言われている。孔子の思想にもとづく儒教の思想から、人を愛し、思いやり、慈しみの精神が医には必要ということである。

しかし、「医は算術である。」という現実を嘆く人も多い。

＜文献＞
1. 外山幹夫「医療福祉の祖　長与専斎」思文閣出版、2002
2. 山本徳子「現代に生きる養生の知恵―ことわざ東洋医学」医道の日本社、2005

65. 医師に対する批判

「医師の方が病気よりも危険である。」
"The physician is more to be feared than the disease."

表題の諺は、"The physician is more dangerous than the disease."とも言う。

医師は、人々を苦しめる疾病や死に対する職業であるため、人々からは期待されたが、その反面、絶望も多く、医師を悪く言っている諺が多

い。
「人の命は医師の手習い。」
「医師は治すよりも殺す方が多い。」
　　"Physicians kill more than they cure."
「若い医師は墓を肥えさせる。」
　　"A young physician fattens the churchyard."
「若い医師はたっぷり墓地の一つを埋める。」
　　"A young doctor makes a full grave yard."
「医師の間違いは土でカバーされて、金持ちの間違いは金でカバーされる。」
　　"Physicians' faults are covered with earth and rich men's with money."
「ほどほどに飲食すれば、医師に用なし。」
　　"Eat and drink measuredly, and defy the physicians."
がある。さらに、
「医師を選ぶも寿命のうち。」
「適度に飲食して医師を無視せよ。」
　　"Feed by measure and defy the physician."
「医者の不養生。」　"A doctor neglects his own health."
「医者よ！自分の病気を治せ。」　"Physician, heal yourself."
「医師に払うより肉屋に払う方がまし。」
　　"Better pay the butcher than the doctor."
「ヤブ医者の病人えらび。」
「市長が医師である都市には住むなかれ。」
　　"Do not dwell in a city whose governor is a physician."
「ヤブ医者にかかるくらいなら、医療なしですませるのがまし。」
　　"Better go without medicine than call in an unskillful physician."
「医師が相談している間に患者は死ぬ。」

"While do doctors consult, the patient dies."
「病める人は、医師たちの庭園。」
がある。
　診察料やお金に関する諺として、
「医師は、病気か患者かどちらかを始末した場合にも料金を請求する。」
"The doctor demands his fee whether he has killed the illness or the patients."
「医師とは病気で栄え健康で死ぬ紳士。」
「患者にお金があると、病気を長びかせる。」
"The purse of the patients protracts the disease."
「6人の男性の医師への支払いは、1人の女性のよりも少ない。」
"Six men give a doctor less to do than one woman."
「医師の支払いをしないように、上手くやりたければ、病気にならないように、上手くやらなければならない。」
"If you are too smart to pay the doctor, you had better be too smart to get ill."
がある。
「薬、人を殺さず、薬師、人を殺す。」
「病め医師、死ね坊主。」
という諺もあるが、この意味は、医師は病人が出ることを望み、僧侶は人が死ぬことを望むということを意味している。
　現在、米国では医師に対する、医療過誤訴訟が増え、その件数、賠償金の高額化が起こっている。米国では医療に市場原理を導入したことが原因とも言われているが、日本も同様にこの米国が歩んだ道を歩んでいるようにも感じる。「医は仁術。」とも言われ、医術は金もうけの手段でなく、仁愛の心、即ち慈しみ、人道に基づく心がなければならないと言われている。医療や医師の本質を考えなければならない時期である。

66. 患　者

「同病相憐れむ。」
<small>どうびょうあいあわ</small>

*"People with the same disease share sympathy.
/ Misery makes strange bedfellows."*

　病気の人が何人いるかは推計するしか方法がない。かつては、調査対象者が毎日健康日記を書いて、そのデータから推測していた。今は病気に罹ると、ほとんどの人が医療機関で受診するので、受療率（医療機関を受診している割合）から推計患者数を出している。この結果は、2017年10月の調査日には、日本人人口の約1.0%の132万人が入院しており、約5.7%の724万人が外来を受診していた。病気の種類では、入院は統合失調症や躁うつ病などの精神障害、脳梗塞などの循環器系疾患が多く、外来は歯や歯周疾患、高血圧性疾患などの循環器系、脊椎障害などの筋骨格系の疾患が多い。これらの数字を見ると、いかに多くの人々が病気に罹り、共に生きているかが分かる。
　しかし、最近診断学が進み病名が付くが、治療法はこれからという難病やがんなどの病気も少なくはない。
　「無病息災」という言葉もよく使われる。病気を持たない人は健康であるという意味である。
　「息災延命」は、健康で長生きをという意味である。最近は無病より、「一病息災」であり、病気を持っている人の方が、検査も受け、医師の注意も良く守るので長生きするとも言われている。この意味は、
　「たまにしか病気にならない人は、いざ病気になると大病になる。」
　　　"Seldom sick sore sick."
　「健康な人が、いったん病気になると大病になる。」
　　　"A healthy person gets all the worse once he is taken ill."

「命が危ない人は長く生きる。」 "Threatened folks live long."
などとも表現されている。
　「病上手に死に下手。」
は、病気と上手に付き合っている人は、長生きして死なないという意味か、または死への対応が下手であるという意味である。

12編　予　防

67. 予　防

「予防は治療にまさる。」
"Prevention is better than cure."

表題の諺と同じ意味の、
　「予防は治療より安上がりである。」
　　　"Prevention is cheaper than treatment."
があり、もう少し具体的にしたのが、
　「1オンスの予防は1ポンドの治療と同じ価値がある。」
　　　　　　　　（1オンスは12分の1ポンド）
　　　"An ounce of prevention is worth a pound of cure."
　「時を得た修理で出費を大幅に節約できる。」
　　　"By timely mending save much spending."
　「すべての不節制は健康の敵である。」
　　　"All immoderations are enemies to health."
である。
　健康から疾病、そして死に至るまでの間の保健活動は、5つに分けられている。
　1)　健康増進
　2)　疾病予防
　3)　早期発見
　4)　治療
　5)　機能回復（リハビリテーション）
である。

1) 健康増進と 2) 疾病予防を「一次予防」とし、健康増進の柱は「栄養」、「運動」、「休養」と言われている。
　「食物、休養、節制の三博士が最高の医師。」
　　　"The three doctors Diet, Quiet, and Temperance are the best physicians."
ここでは、栄養と休養が強調されている。
　「ディナーのあとは少し休み、サパーの後は1マイル歩け。」
　　　"After dinner rest a while, after supper walk a mile. / After dinner sit a while after supper walk a mile."
と運動の効用が述べられている。
　「口を冷やし、足を暖かくしておけば長生きする。」
　　　"A cool mouth and warm feet live long."
　この諺は「頭寒足熱。」とも言う。
　「命が危ない人は長く生きる。いろいろな予防策を講じるから。」
　　　"Threatened folks live the longest: they take numerous precautions."
という諺もある。
　2) 疾病予防は具体的には予防接種、海外からの伝染病侵入を防ぐための検疫、安全な水の供給、大気汚染の防止である。
　3) 早期発見とは、健康診断である。
　4) 治療の段階として、病気が発見されると手術や投薬が行われる。
　最終段階として、5) 機能回復を目的としての歩行訓練などの機能訓練がある。
　以上を総称して、保健活動または包括保健活動と言う。この活動は個人によることも大きいが、社会全体が支えなければならない。しかし、現実にお金が使われているのは、主に治療と機能訓練の分野であり、健康増進や疾病予防に使われるのは治療費の10分の1程度と言われている。病気になった人、痛みを抱えた人の治療には最優先で全力をあげるべきであるが、ものの順番からすると、事の始まりの段階である健康増進や

病気の予防をもっと重視すべきである。

68. 衛　生

「毎日入浴すれば、病気はおまえを避けて行く。」
"Bath early every day and sickness will avoid you."

　衛生という言葉はよく聞く。衛生状態、環境衛生、衛生行政、精神衛生、衛生学などと使われ、「生」を「衛」（まわりにいて防ぎ、守ること）することであり、生きることを守ることである。

　衛生という言葉がわが国に導入されたのは比較的新しく、従来から使われていた健康、保健、養生という言葉より、幅が広いのでこの言葉を導入したと言われている。導入したのは初代の文部省医務局長であり、後の内務省医務局長であった長与専斎氏である。当時の行政組織として、全国に7つの衛生局がおかれ、医学教育、病院、医師、薬事などが行われた。健康を守り、病気の予防をはかる幅の広い意味が衛生にあり、日本語としての基盤がこの時に作り上げられた。

　日本における衛生学の代表的な学会として「日本衛生学会」ができ、当時の東京大学医学部に衛生学教室がおかれ、幅広い分野の活動が行われた。

　小説家としての森鴎外氏は有名であるが、もう一方では彼は1884-1888年にドイツに留学し、医師として軍医総監をつとめ、衛生学の分野でも活躍した。衛生学者としては森林太郎氏と呼んだ方が良いかもしれない。やや専門的になりすぎるが、彼は衛生学の書として、「衛生学大意」、「衛生新編」、「陸軍衛生教程」の教科書を書き、衛生の発展に寄与した。1900年頃になると衛生学という言葉は日本に定着する。

　第二次世界大戦後は各大学医学部に衛生学教室と公衆衛生学教室がお

かれ、これらの教室は、地域社会の環境問題、医療行政、予防活動などの研究、教育をつかさどってきた。しかし、現在は衛生の言葉が消えつつあり、環境保健学教室、国際保健学教室、予防医学教室などと称する大学医学部が多くなってきた。これも時代の流れかと思う。

「清潔は信心深きに次ぐ。」"Cleanliness is next in Godliness."

「手をしばしば洗え、足はときどき、頭は洗うな。」

"Wash your hands often, your feet seldom, and your head never."

上記の諺は清潔を保ち、病原菌の繁殖を防ぐ狭い意味の衛生であるが、食中毒の予防、風邪の予防には清潔、手洗いが今日でも最重要な手段であることには変わりない。

良い環境が医師より大事であるとする諺に、

「新鮮な空気は医師を不景気にする。」

"Fresh air impoverishes the doctor."

「陽の入らぬ家には医師が入る。」

"Where the sun enters, the doctor doesn't."

がある。

＜文献＞
1. 小川鼎三、酒井シヅ校注「松本順自伝・長与専斎自伝」平凡社、1980
2. 外山幹夫「医療福祉の祖　長与専斎」思文閣出版、2002
3. 丸山　博「森鴎外と衛生学」勁草書房、1984

69. 自然治癒力

「自然が治し、医師は処置するだけ。」
"The doctor treats, nature heals."

　世間では、医師を初め、医療従事者がよく「その病気を私が治してあげます。」と言うのを聞く。この言葉は傲慢と言われても仕方がない。私たち人間は自然治癒力を持っているので、自然に逆らうことをしなければ、病気は自然に治ってしまう事が多い。私たちは自然の流れを変えることはできない。できることは、流れを邪魔している木片、小石を取り除くことである。

　私たち人間は気温、気圧、空気組成、細菌、ウイルスなどの、外部環境にさらされている。これらに対して人間（内部環境）は神経系、内分泌系などの作用により、これらの外部環境に、生体を順応させようとしている。これらの作用を生理学者キャノン（Cannon）は、ホメオスタシス（homeostasis：生体の恒常性）と呼んだ。また、ストレス学説を唱えたセリエ（Selye）は、ストレスを受けた時、回復してくる症候群を一括して全身適応症候群（general adaptation syndrome）と呼んだ。セリエはストレス反応自体を、生体にとっての適応現象とみなした。

　このように、生体は体内を一定に保つ力、外部環境に適応する力を持っており、この力を自然治癒力と呼んだ。この思想を重んじたのは、医学の祖ヒポクラテスである。

＜文献＞

1. Walter B. Cannon, The wisdom of the body, W-W-Norton Company IB, New York, 1963
　（WBキャノン、舘 隣・舘 澄江 訳「からだの知恵―この不思議なもの」講談社、1981）
2. Hans Selye, The Stress of Life, McGraw-Hill Book Company, New York, 1956

13編 薬

70. 薬の効能

「良薬は口に苦し。」
"Good medicine tastes bitter to the mouth."

　人間は古くから不老長寿、不老不死の薬を求めてきた。そして、いろいろな秘薬が作られたが、不老ということは、生きている人間ではありえない。中世のヨーロッパの錬金術も、不老長寿、不死の薬を開発するのが、目的の一つであった。

　現在日本で販売されている薬は50,000種以上であり、薬の効能を否定する人はいない。

　サルファ剤などの化学療法剤、ペニシリンなどの抗生物質、ストレプトマイシンなど抗結核剤など病気の治療に大きく貢献をした。

　「神様によって病気にはみな薬が用意されている。」
　　　"God had provided a remedy for every disease."
という諺のように、薬と病気は切り離すことができない。

　我々は、紀元前から生薬（動物、植物、鉱物をそのまま薬、またはこれらをその原料とした薬）を用いてきた。これらにはアルカロイドなど苦いものが多く、薬から不純物を取り除いたり、糖衣錠やカプセルを使用することもなかったので、薬は苦いものだという代名詞がついた。

　「良薬は口に苦し。」には、「忠言耳に逆らう。」が続き、病気によく効く薬は、苦くて飲みにくいように、自分のためになる忠告も耳が痛く聞きづらいものだと言っている。表題の諺「良薬は口に苦し。」の同意の諺として、

　「苦い薬は病気を治す効果がある。」

"Bitter pills may have wholesome effects."
「人は快い健康のため苦い薬を飲む。」
"Men take bitter potions for sweet health."
がある。
「薬瞑眩(めんげん)。」、即ち薬を飲んで、目まいするほどでなければ病気は治らないという諺もある。
薬ばかりに頼らないように、
「薬は病気より悪い。」
「薬より養生。」
「薬は身の毒。」
の諺がある。また、
「薬を過ぎれば毒となる。」"Too much medicine turns into poison."
は、薬の過剰投薬をいましめている。
「甲の薬は乙の毒。」
"One man's meat is another man's poison. / One man's breath is another man's death."
は、薬に対する人の感受性の違いを示しており、今日の医学から考えても正しい。
いかに、医師や患者が薬を求めていたかは、
「一つだけの未検の流行治療薬は、医師をしばしば逆上させる。」
"A single untried popular remedy often throws the scientific doctors into hysterics."
という諺が示している。
「薬を売る者は両眼、薬を用いている者は一眼、薬を服する者は無眼。」という諺がある。薬のことは、それを売る者が一番知っていなければならず、それを処方する医師は片眼の知識が多く、服用する患者には知識がないことを意味している。
クリフトン・ミーダー博士（Clifton K. Meador）は、「医師の心得集」

を示しており、その中に、今日の医師に求めている格言または心得がある。その中に薬の使い方が述べられており、

「効果のない薬は中止せよ。」 "If a drug is not working, stop it."
「薬の変更は1種類ずつ行うこと。」 "Change only one drug at a time."
「投与する薬の数は最小限にせよ。」
　　"Use the smallest number of drugs possible."
「薬を1種類加えるときには、処方していた薬を1種類止めること。」
　　"If you add a drug, try to remove one."

がある。

　薬の調整および投与法の原則は3-Sと言われている。即ち、Simple（単純）、Small dose（少量）、Short duration（短期間）である。

　＜文献＞
1. 山本徳子「現代に生きる養生の知恵―ことわざ東洋医学」医道の日本社、1999
2. Clifton K. Meador, A Little Book of Doctors' Rule, Hanley & Belfus, Philadelphia, 1992（福井次矢 訳「ドクターズルール425－医師の心得集」南江堂、1994）
3. R. Hammerschmidt and Clifton K. Meador, A Little Book of Nurses' Rule, Hanley & Belfus, Philadelphia, 1993（井部俊子 訳「ナースのルール347」南江堂、1999）

71．薬の意味

「苦言は薬なり。」
"Unpleasant advice is good medicine."

　薬そのものより、薬を比喩的に「良いこと」と同意語で使っている諺もある。

「苦言は薬なり。」
「不快な忠告は良薬である。」の薬は、良いという意味で使われている。

反対の言葉として、
　「甘言は疾なり。」"Fattery brings misery."
　「忠言耳に逆らう。」"Good advice is harsh to the ears."
がある。その他、
　「姉女房は身代の薬。」
　　　"An elder sister wife is the medicine of a property."
のように、年上の女房と結婚すると、一生良いことが続くことを意味する。
　「恋の病に薬なし。」"No herb will cure love."
　どんな薬も恋わずらいは治せない。
　「薬九層倍。」"Medicine sells for nine times its value."
　薬の原価は高く、利をむさぼっている意味である。
　「毒にも薬にもならない。」
　　　"Like a chip in a pottage pot, does neither good nor harm."
　これは善悪どちらにも役立たないという意味である。
　「毒をもって毒を制す。」"Contraries cure contraries."
は、毒を消すのに、他の毒を使うということから、悪人を除くのに悪人を使うという意味につながる。
　同じ考え方をする諺として、
　「類は類を治療する。」"Like cures like."
　「危険そのものが、危険を除去する最良の方法である。」
　　　"Danger itself the best remedy for danger."
　「薬人を殺さず薬師人を殺す。」
があり、薬が人を殺すのではなく、薬師即ち医師が人を殺す意味である。罪はその物にあるのではなく、それを運用する人にあるという意味である。

14編 臓　　器

72. 目

「目は心の窓。」
"The eye is the window of the heart."

　大学医学部の学生にとって、最初の強烈な実習は、遺体を使用する人体解剖である。ほとんどの学生が死をまぢかに見ていないので、いきなり遺体を開いたり、切ったりするのは衝撃的である。さらに、大学教育は暗記ものではないと言われているのに、解剖学だけは骨、神経、筋肉、臓器などの各部位の暗記に明け暮れる。

　人間を知ることは、人間を作り上げている各部の臓器を知らなければならない。

　中世（1500年頃）のヨーロッパの医学書の始めをかざる頁には、解剖をしている図が多い。しかし、わが国では人体解剖は認められなかった。やっと1754年に、山脇東洋氏がわが国で最初に解剖を行っているが、ヨーロッパに遅れること約250年である。

　その西洋でも、ギリシャ文明が栄えた頃（紀元前400-500）には、人体解剖は禁じられていた。やっと解剖が行われるのは、その後の時代である。ガレヌス（Galenus, 130-201）が解剖に力を注ぎ、ヴェサリウス（Vesalius, 1514-1564）が近代解剖学を打ち立てたと言われている。画家で彫刻家でもあったミケランジェロ（Michelangelo）は人体描写のため、数百体以上の解剖を自ら行っている。

　当時の先進国であった中国が、解剖学を取り入れたのは、日本よりさらに遅れて1850年頃になってからである。

　解剖学の歴史は別にして、臓器の中でも目に関する諺は多い。表題の

諺以外に、

「目は人の眼(まなこ)。」 "The eye is the pearl of the face."

真珠が使われているが、貴重品の意味である。

「目は口ほどにものを言う。／目言葉は万国共通語。」

"The eyes have one language everywhere."

「目で見て、口で言え。」

物事をよく観察したうえで、口に出して言えという意味である。

「目で目は見えぬ。」 "The eye sees not itself but by reflection."

目は反射による以外、おのれを見ることはできないことから、自分の欠点には気が付かないことを意味する。

「見えぬものは、心も痛まない。」

"What the eye doesn't see the heart doesn't grieve over."

「目は胃より大きい。」 "The eye is bigger than the belly."

「見えるは目の毒。」

「生き馬の目を抜く。」

生きている馬の目さえも抜き取るほど、すばしこくて抜け目のないという意味である。

復讐の例えとして、

「目には目、歯には歯。」

"Eye for eye, tooth for tooth, hand for hand, foot for foot."

があり、被害者が受けた害と同じ方法で仕返しをすること言う。

「目明き千人盲千人。」

物事の分かった人もいれば、道理の分からない者もいるという意味である。

「長い目で見る。」 "Men are not to be measured by inches."

目先のことで物事を判断しないで、将来のことを考えて物を見ることである。

73. 耳

「耳は大、なるべく口は小なるべし。
／ 広い耳に短い舌。」
"Wide ears and a short tongue."

　表題の諺は、情報や知識は、沢山取り入れた方が良いが、それを人に伝えるのは控えた方が良いという意味である。
　「耳をおおうて、鐘を盗む。」
　自分の悪事を人に知れることを恐れること。
　「耳は聞き役、目は見役。」
　何事もそれぞれの役目があるという意味である。
　「耳に胼胝ができるほど。」
　　同じことを繰り返し聞かされること。
　「馬の耳に念仏。」
　「耳を信じて目を疑う。」
　「百聞は一見に如かず。」
がある。

74. 口

「病は口から。」
"Sickness starts with mouth.
／ The mouth is the gate of diseases."

　肺や皮膚から侵入する病原体もあるが、多くの細菌やウイルス、汚染物質などは口から入る。当然、「病は口から。」の諺が作られた。これに、

「禍は口より出る。」 "Misfortune goes out of mouth."
が加えられ、語呂が良いのでこれらが合成されて、
「病は口より入り、禍は口より出ず。」
"Sickness starts with mouth, misfortune goes out of mouth."
ができ上がった。
「口に良いものは胃に悪い。」
"What is sweet in the mouth is often sour in the maw."
の諺もある。
口は禍のもとを意味する諺として、
「黙っていたことよりも、しゃべったことを後悔した人の方が多い。」
"More have repented speech than silence."
「口数が少なければ訂正もしやすい。」 "Little said soon amended."
「無言が記録されたためしはない。」 "No silence was ever written."
「沈黙はめったに害を及ぼさない。」 "Silence does seldom harm."
「口から出た言葉は呼び戻せない。」 "A word spoken is past recalling."
「閉じ込められた口の中へは、蝿は飛び込まない。」
"Into a mouth shut flies fly not."
表題の諺と同じ「口は禍の元。」があり、英文として、
"The mouth is the cause of calamity."
がある。
口が他の意味になり、多くの諺がある。
「口の虎は身を破る。」 "Better the feet slip than the tongue."
足を滑らすとも口を滑らすなの意味であり、物の言い方が悪かったため、一身を誤ることである。
「口も八丁、手も八丁。」 "He has long arms and a long tongue as well."
口先もうまく、やることもうまい。
「口先の裃(かみしも)。」 "He speaks as if he would creep into one's mouth."
口先だけのきれい事を言う者。

「石車に乗っても、口車に乗るな。」
があり、うまい言葉に乗るなという意味である。
「口に蜜あり、腹に剣あり。」
"He has honey in his mouth and the razor at his girdle."
「口にこそ出さないが、思いは多い。」
"I say little, but I think more."
「口下手では何も得られない。」 "The lame tongue gets nothing."
「口角泡を飛ばす。」 "Engage in a heated discussion."
「人の口に戸は立てられぬ。」
"Anyone can start a rumor, but none can stop one."
がある。
　口の中の舌については、
「舌は刺す。／寸鉄人を殺す。」 "The tongue stings."
「二枚の舌を使う。」 "Speak with a double tongue."
がある。

75. 歯

「歯の敵は甘い物。」
"Sweet things are bad for the teeth."

「食い意地の張った者は、自分の歯で墓穴を掘る。」
"Greedy eaters dig their graves with their teeth. / A man may dig a grave with his teeth. / You dig your grave with your teeth."
という諺がある。
　歯が良いと、咀嚼力が強く、そのため栄養素の吸収が良いので、かえって栄養過多になり命を縮めることを意味している。

歯は人々が見ることができる臓器であり、毎日の生活に直結しているのに、関連する諺は多くない。
　「親の奥歯で噛む子は他人が前歯で噛む。」
　この諺は、親が必要な時に子どもを叱らない時は、その子どもは他人からひどく叱られるという意味である。
　「親のすねかじる子の歯の白さ。」
　この諺は、親のおかげで生活できる子に限って、身なりが小ぎれいで、遊び暮らす例が多いという意味である。
　「奥歯に剣。」
　これは、敵意を抱きながら表面に出さないことを意味する。
　「奥歯に物のはさまった。」
　思うことを率直に言わない、おもしろくない気持ちが感じられる状態のことである。
　「歯亡びて舌存す。」
　堅い歯は折れても、柔らかい舌は折れないことであり、剛強な者はかえって早く滅び、柔軟な者は最後まで生き残ることを意味する。
　「歯に衣着せぬ。」　"To give one his own."
　遠慮なく、自分の思ったことをずばり言うことである。
　歯に関する諺は、これらのように解説を付けないと意味が分かりにくいものが多い。
　歯は直接見ることができるのに、我々は歯を観察することをしない。
　1991年に厚生省（現・厚労省）と日本歯科医師会は８０２０（ハチマル・ニイマル）運動を始めた。これは20本の歯を残せば、入れ歯などの世話になることなく、自分の歯を使って食事ができることを意味し、この状態を80歳まで保っていこうという運動である。この80歳で20本の歯を達成した高齢者が増えていることは大変喜ばしい。

76. 歯の数

「8020（ハチマル・ニイマル）運動。」
"Eighty twenty movement."

世界で使われている標語であり、「80歳で20本の歯を残そう」という意味である。最初の標語は「めざそう80歳で、欠損歯は10歯まで」であった。しかし、欠損歯数というネガティブの表現よりポジティブな現在歯の方が、健康目標としてより良いということで、80歳で20歯を残そうということになった。

ところで、人間の歯は2回生え代わる。最初の歯は乳歯といい20本である。乳歯は生後6ヵ月頃から生え始め、2歳頃に生えそろう。7歳頃に、早く生えた歯から抜け、永久歯に入れ代わる。

永久歯は16歳頃にほぼ出そろい、上下、左右は各8本であり、正中から2本の切歯、1本の犬歯、2本の小臼歯、3本の大臼歯の合計32本である。しかし、第3大臼歯は智歯（智恵の付く頃に生える）または親知らず（親が死んだ頃に生える）とも名付けられ、生えるのが遅い。最近はこの第3大臼歯が生えない人もおり、全部生える人は4人に1人と言われている。

余談になるが、人間は一生に2回歯が生え代わるが、象は6回ほど生え代わる。またサメは常に新しい歯が生え代わる。

なぜ人間の歯の数が減っているのか。その原因の一つは顎が小さくなったことであり、小さくなった原因は食べ物を噛まなくなったことによると考えられている。

齋藤滋氏の研究によると、「現代人は弥生時代（2～3世紀頃）の6分の1しか噛んでいない」という。具体的には昔の食事を復元して、それぞれの咀嚼回数と食事時間を測定すると、弥生時代の食事では咀嚼回数3,990回、食事時間51分であった。しかし、江戸時代初めは1,463回、

22分になり、昭和10年代は1,420回、22分になり、現在では620回、11分であった。このように顎を使わなくなったために、顎が退化したと考えられる。

現在、80歳で20本の歯が残っている人の割合は増えており、80～84歳で20％を超える人が、20本以上の歯を残している。歯磨きを1日2～3回以上する人も70％を超えており、「8020」は口腔衛生の普及の結果だと言える。

＜文献＞
1. 齋藤 滋「よく噛んで食べる―忘れられた究極の健康法」NHK出版、2006
2. 山中克己 他「わが国の8020運動、研究の軌跡」日本口腔ケア学会雑誌、4．5－11、2010

77. 唾　液

「唾万病の薬。」
"Saliva is the best medicine for all diseases."

人間には、涙腺、甲状腺をはじめ、いろいろな分泌物を出す、いわゆる「〇〇腺」と名付けられている臓器が10を超える。それぞれが重要な機能をしているが、栄養と関係がある唾液腺については案外知られていない。

3大唾液腺として耳下腺、顎下腺、舌下線があり、1日1リットル以上の唾液を分泌している。その働きは多く、諺も多い。

「唾(つばき)万病の薬。」
「親の唾は薬。」
があり、唾液は薬になると伝えられ、傷口などに塗られた。事実、抗菌

作用を持つ物質、リゾチーム、免疫グロブリンAが唾液に含まれている。
　「天に向かって唾する。」
　　　　"The spit aimed at the sky comes back to one."
　「寝て吐く唾は身に掛かる。」
があり、他人をひどい目に合わせようとして、かえって自分自身がやられてしまうという意味である。
　「眉に唾を付ける。」
　「眉に唾をする。」
　これらは、疑わしいから、だまされないように用心するという意味である。
　「唾を飲む。」
　「固唾を飲む。」
　口中にたまる唾液を飲み込むことである。
　「涎(よだれ)を流す。」
　「涎が出る。」
　唾液が飲み込まれずに、口から外へ流れている状態を意味する。
　「唾を付ける。」
　他人に取られないように、自分の所有物であることを、皆に知らせることである。
　以上のように、唾液の働きを発展させて、歯はいろいろな意味に使われている。唾液の中には、

1) 食べ物を嚥下しやすくするムチン。
2) でんぷんを分解するアミラーゼ。
3) 抗菌作用を持つリゾチーム。
4) 発がん物質の作用を弱めるペルオキシダーゼ。
5) たんぱく質分解酵素阻害作用を持つシスタチン。
6) カルシウムと結合して歯を強くするスタテリン。
7) 亜鉛と結合して味覚の働きを敏感にするガスチン。

8) 鉄分と結合して細菌の育成を抑制するラクトフェリン。
9) 口中をなめらかにして乾燥を防ぐアルブミン。
10) 抗菌作用を持つ免疫グロブリンA。

など、多くの物質が含まれている。

<文献>
1. 齋藤 滋「よく噛んで食べる―忘れられた究極の健康法」NHK出版、2006
2. 日本咀嚼学会 編「咀嚼の本」口腔保健協会、2008
3. 押鐘 篤、覚道幸男、吉田 洋「唾液のはなし」口腔保健協会、1999

78. 胃

「軍隊は胃袋次第で戦う。」
"An army fights on its belly."

胃に関する諺も多い。
「心に訴えるものは、胃を通して。」
　　　"The way to a man's heart is through his stomach."
「腹が減っては戦ができぬ。」 "One cannot fight on an empty stomach."
「胃袋は耳を持たぬ。」 "The belly has no ears."
空腹の時は、道理も聞こえないという意味である。
「胃袋は足を運ぶ。」 "The stomach carries the feet."
「軍隊は腹で進軍する。」 "An army marches on its belly."
がある。
「腹も身の内。」 "The belly is also part of the body."
表題の諺は、腹も体の一部なので、暴飲暴食を慎み、いたわらなければならないという意味である。その他に、

腹の中では何を考えているか分からない。
「腹の皮が張れば、目の皮がたるむ。」
"When the belly is full the bones would be at rest. / A fat belly doesn't engender a subtle wit. / A full belly makes a dull brain."
「満腹は満足。」 "Full stomach, contended heart."
「腹一杯の時、心は和む。」 "Full stomach is full the heart is glad."
「腹が減れば腹が立つ。」 "A hungry man is an angry man."
「伸び盛りの青年の腹には狼が住む。」
"A growing youth has a wolf in his belly."
がある。

79. 血　液

「血は水よりも濃し。」
"Blood is thicker than water."

表題の諺は、血縁の関係は、どんな他人との関係よりも強いという意味である。その他、
「血も涙もない。」"To be cold-blooded."
冷酷で人情のない。
「血で血を洗う。」"Blood will have blood."
血縁同士がみにくいあらそいをすること。
「血を分けた子。」"One's own flesh and blood."
血のつながった子。
がある。

80. 肝　臓

「一寸の虫にも五分の魂。」
"The fly has her spleen and the ant her gall.
/ Even a worm will turn."

　表題の諺は、
　「蠅(はえ)にも脾臓があり、蟻(あり)にも胆汁がある。」
とも言い、蠅や蟻のような小さい動物でも感情を持っており、人間であれば当然持っていて当たり前であるという意味である。
　「口には蜂蜜、腹には胆汁がある。」
　　　"A honey tongue, a heart of gall."
がある。この意味は、口で言っていることと、真の考えていることは違うということである。

15編　その他

81．多様性

「十人十色(じゅうにんといろ)。」

"Ten men, ten tastes."

　表題の諺は、"So many men, so many minds." とも言われ、人は皆好みや考え方が違うことをいう。.
　類似の諺として、
　　「さまざまの人間がいてこそこの世の中。」
　　　　"It takes all sorts to make the world."
　　「人間の数だけ精神の種類がある。」"So many men as many minds."
　　「人にはそれぞれ気質がある。」"Everyman has his humour."
がある。
　この多様性は、今後の地球の存続に大事なことである。世界保健機関（WHO）の憲章にも、人種、宗教、政治的信念、経済的もしくは社会的条件に差別してはいけないと謳っており、多様な人が地球上にいることが認識されている。
　栄養学的見地からも「食物多様性」が議論されており、食生活指針の中に「多くの食べ物を摂ること」を明記している国が多い。これは単一の食物に集約した場合、その食物が不作になった時、何かの汚染物質に汚染した場合などの危険性が指摘されている。
　この多様性とは逆に、
　　「出る杭は打たれる。」
　　　　"A stake that sticks out gets hammered down."

という諺もあり、平均値から外れた物や人が生きにくいのも事実である。

　人間の受精は、父と母の遺伝子を混ぜ合わせることを意味している。このようにいろいろな遺伝子を持った子孫が作られる。環境の激変が起こり、大部分が死に絶えても、子孫の中には、この激変に強い子孫がおり、激変を乗り越えていくと考えられている。

82. 馬　鹿

「馬鹿と天才は紙一重。」
"No great genius was ever without a mixture of fool."

　馬鹿は、知能が劣っていること、愚かなこと、社会常識に欠けていることを意味すると言われている。語源としてはサンスクリット語（古代インドの文章語）の無知、迷妄を意味する"baka"、"moha"の音写という説がある。また、古代中国の皇帝が鹿を見て、「馬ではないか」と言ったのに対して、皇帝を恐れた者は馬であると答え、彼を恐れない者は鹿と答えた。後に皇帝は鹿と答えた者をすべて殺した。このことより、間違っていても自分の意志を押し通すことから馬鹿という言葉ができたという説もある。語源は他にもいろいろ考えられるが、実際は分からないのが現状である。日本では鎌倉時代からこの言葉は使われている。

　我々人間は、多くの種類の能力が与えられている。知的能力、運動能力、知覚・触覚・聴覚の能力などであり、これらの能力がすべてそろっている人は珍しい。良い面と悪い面を持っている。

　そのため表題のような諺があり、人類は能力の両面を持ち、ある面では優れているが、ある面では劣っている場合が多い。社会では、優れている人と劣っている人が互いに助け合って生きている。

　馬鹿を良い意味で使っている諺として、

「馬鹿があって利口が引き立つ。」
「馬鹿と子どもは正直。」
「馬鹿にするより、馬鹿になった方が良い。」
「馬鹿にもおびただしい種類がある。利口でもその最良のものはない。」
がある。
　また、木によって、枝をとるのにも方法が違い、ときと場合によってやり方を変えなければならないという意味で、
「桜切る馬鹿、梅切らぬ馬鹿。」
がある。
　しかし、馬鹿をマイナスに捉えている諺が多い。
「馬鹿の大食い。」"A blockhead is always greedy."
「馬鹿につける薬なし。」
　　"There is no cure for a fool. / No medicine can cure a fool."
「馬鹿とハサミは使いよう。」
　　"Praise a fool, and you make a knife useful."
「三十になっても自分の体の具合がわからないのは馬鹿。」
　　"A man is a fool or a physician at thirty."
「四十馬鹿は終始馬鹿。」"A fool at forty is a fool all through life."
「馬鹿は死ななきゃ直らない。」
　　"He who is born a fool is never cured. / Born unwise, die unwise.
　　/ Once a fool, always a fool."
　また、マイナスに捉えていないが、馬鹿の性格、性質を述べているものに、
「馬鹿な子どもほどかわいい。」"An idiot is all the dearer to his parents."
「馬鹿ほど怖いものはない。」"A fool may got to any extremes."
「馬鹿の一つ覚え。」
　　"A fool's memory can hold only one thing."
がある。

この言葉は、その後いろいろな意味に発展していく。

馬鹿正直、馬鹿騒ぎ、馬鹿でかい、専門馬鹿、ねじが馬鹿になる、などとして使われている。

馬鹿の付く諺は日本以外に外国でも多い。

83. ことわざ

「ことわざは巷(ちまた)の知恵なり。」

"Proverbs are the wisdom of the streets."

諺は、人々が日々の経験から生み出した人生の知恵である。まだ科学が発達していない昔から、いろいろな事象に当てはまったものが残り、当てはまらないものは捨て去られ、数百年以上の実社会に適合したものが生き残ってきた。諺の他に、格言（簡単に言い表した戒めの言葉）、名言（確かにそうだと感じさせるような、すぐれた言葉）、金言（価値の高い言葉）、箴言(しんげん)（教訓の意を持つ短い言葉）などがあるが、これらは、いわゆる偉人、政治家、学者、小説家などが用いた言葉が多く、特定の文献など出典が明らかにされている場合が多い。しかし、これらの言葉が初めて小説で使われたのか、当時すでに諺として存在していたものか、区別がつかないものもある。

諺について述べているものとして、表題の諺、

「ことわざは巷(ちまた)の知恵なり。」"Proverbs are the wisdom of the streets."の他、

「ことわざは日常の経験の娘(むすめ)なり。」

"Proverbs are the daughters of daily experience."

「ことわざは、長い経験からひきだされた短文である。」

"Proverbs are short sentences drawn from long time experience."
「ことわざは、英知の抜粋なり。」
　　"Proverbs are the abridgements of wisdom."
「ことわざはいつの世にも人の心を喜ばす。」
　　"Proverbs please the people, and have pleased them for ages."
「真実でないことわざはない。」"There is no proverb which is not true."
がある。
　疾病、健康について、どのような諺があるのか、それらを知ることが目的の一つであったが、これらの諺にどのような科学性があるのかについて、考えることも本書の目的の一つであった。

　＜文献＞
1．下中邦彦（編集発行）「国民百科事典 6」平凡社、1977

あとがき

　この書は、健康や病気に関する諺、標語などを、15 大項目、83 の小項目に分け、それぞれの小項目中に、数編から 20 の諺や標語を上げ、合計 500 以上の諺などを示した。

　諺や標語は、通常作者は不明である。しかし、この種の言葉に作者が明らかな多くの言葉、名言がある。本書では作者が明らかな言葉は原則除いた。

　健康や病気に関する言葉や名言などは、引用・参考文献「医をめぐる言葉の辞典」などで示しているので、これらの文献を見ていただきたい。医聖ヒポクラテスは多くの言葉を残しているが、本書では除いた。

　また、ヒポクラテスは「自然の諸力が病気の癒し手である。」と言っているが、本書で示した諺の「自然が治し、医師は処置するだけ。」の考えとはほぼ同じであり、ヒポクラテスの言葉が先か、諺が先かは区別がつかない。また、彼の「体重を減らしたい肥った人は、空腹のときに運動して一気に食事すべきである。・・・」の考えは、現代の医学の考え方とは違う。当時のギリシャの人々の中で肥っている人は、現代の肥っている人とは状況が違うのかも分からない。

　このように、本書では「諺」か「名言」の区別がつかないものや、科学的に正しいものかどうかは分からないものも混じっている。また世界中の諺をすべて集めたものではなく、著者の好みが入っている。

　この出版にあたり、名古屋学芸大学・田村明教授、中京大学講師 Ms. Julia Beardwell、名古屋高等学校教諭 Mr. Robert Willison にご協力いただいたことを感謝する。また、この出版に励ましの言葉と編集業務の指導をいただいた東京教学社・鳥飼好男会長にも深く感謝する次第である。

　最後に、読者のご教示とご意見をいただければ有り難い。本書が皆様のお役にたてば幸いである。

　2017 年秋

山中　克己

― 引用・参考文献 ―

【邦　文】（著者・訳者 五十音順）
1. 青木　勝「健康ことわざ事典」東京堂出版、1994年
2. 秋元弘介「英語のことわざ」創元社、1992年
3. 安住順一「健康づくりの諺＆名言クイズ」明治図書出版、1994年
4. 穴田義孝「年寄・若者＆日本人　ことわざ社会心理学Ⅱ」人間の科学社、2002年
5. 有吉堅二「健康ことわざおもしろ読本」青年書館、1997年
6. 安藤邦男「テーマ別英語ことわざ辞典」東京堂出版、2010年
7. 池田弥三郎、ドナルド・キーン（監修）、常名鉾二郎（編）「日英故事ことわざ辞典」
　　　　　　　　　　　　　　　　　　　　　　　　　　　　　　北西堂書店、1994年
8. 池見酉次郎「心療内科」中央公論新社、1963年
9. 池見酉次郎「続・心療内科」中央公論新社、1973年
10. 池見酉次郎「ヘルス・アート入門」創元社、1995年
11. 井部俊子（訳）、Rosalie Hammerschmidt, Clifton K. Meador（編）「ナースのルール347」
　　　　　　　　　　　　　　　　　　　　　　　　　　　　　　南江堂、1999年
12. 岩波書店辞典編集部編「ことわざの知恵」岩波書店、2010年
13. 江川　卓（他）「世界の故事・名言・ことわざ」自由国民社、2003年
14. 大隅和雄（他）「知っておきたい日本の名言格言事典」吉川弘文館、2005年
15. 大塚　滋「食の文化」中央公論社、1979年
16. 大坪　壇 編、O‐CHA 学構想会編「お茶のなんでも小事典」講談社、2000年
17. 大橋克洋「ことばの小径　英和対照英語格言」誠文堂新光社、1989年
18. 大平　健「食の精神病理」光文社、2003年
19. 岡崎公良「日本文化（日英）事典」北樹出版、1998年
20. 岡田春馬（編訳）「世界名言集　真実と生き方の知恵」近代文芸社、2004年
21. 小川鼎三、酒井シヅ 校注「松本順自伝・長与専斎自伝」平凡社、1980年
22. 小川鼎三「医学用語の起こり」東京書籍、1990年
23. 奥津文夫「英語のことわざ―日本語の諺との比較」サイマル出版会、1988年
24. 奥津文夫「英語のことわざ散歩―イギリス人の知恵をさぐる」創元社、1992年
25. 奥津文夫「ことわざの英語」講談社、1993年
26. 奥津文夫「英語のことわざ―これだけ知っていれば面白い」日本実業出版社、
　　　　　　　　　　　　　　　　　　　　　　　　　　　　　　　　　1994年
27. 奥山熊一（他）「四季のことば百選」中部電力株式会社広報部、1978年

28. 押鐘　篤、覚道幸男、吉田　洋「唾液のはなし」口腔保健協会、1999 年
29. 小野　忍、宮内秀雄、三木　孝（編）「世界のことわざ辞典」永岡書店、1994 年
30. 沢潟久敬（おもだかひさゆき）「医学概論　第Ⅰ部　科学について」誠信書房、1986 年
31. 沢潟久敬「医学概論　第Ⅱ部　生命について」誠信書房、1986 年
32. 沢潟久敬「医学概論　第Ⅲ部　医学について」誠信書房、1987 年
33. 貝原益軒「養生訓」岩波書店、1961 年
34. 勝藤　猛、ヘーシェム・ラジャブザーデ「ペルシャ語ことわざ用法辞典」大学書林、
　　1993 年
35. 蒲原聖可「ヒトはなぜ肥満になるのか」岩波新書、1998 年
36. 蒲原聖可「肥満とダイエットの遺伝学」朝日新聞社、1999 年
37. 蒲原聖可「肥満遺伝子」講談社、1998 年
38. 北村孝一、武田勝昭「英語常用ことわざ辞典」東京堂出版、2002 年
39. 北村孝一「ことわざの謎―歴史に埋れたルーツ」光文社、2003 年
40. 栗原成郎「スラヴのことわざ」ナウカ・ジャパン、1989 年
41. 健康医学同人会「おもしろ医学　ことわざ事典」光書房、1984 年
42. 玄侑宗久（げんゆうそうきゅう）「禅のいろは」PHP 研究所、2011 年
43. 小稲義男他「研究社　新英和辞典　第 5 版」研究社、1986 年
44. 厚生省（現・厚労省）編「喫煙と健康―喫煙と健康問題に関する報告書」
　　　　　　　　　　　　　　　　　　　　健康・体力づくり事業財団、1988 年
45. 伊宮　伶（このみやれい）「知的言葉　6　自然と人生と死」新典社、2003 年
46. 伊宮　伶「知的言葉　7　性格と心」新典社、2003 年
47. 小林身哉他（訳）、Frank B. Hu（著）「肥満の疫学」名古屋大学出版会、2010 年
48. 齋藤　滋「よく噛んで食べる―忘れられた究極の健康法」NHK 出版、2006 年
49. 佐々木直亮「りんごと健康」第一出版、1990 年
50. 鯖田豊之「肉食の思想―ヨーロッパ精神の再発見」中公新書、1966 年
51. 三省堂編集所（編）「故事ことわざ、慣用句」三省堂、2000 年
52. 柴田　武、谷川俊太郎、矢川澄子「世界ことわざ大事典」大修館書店、1996 年
53. 清水俊雄　編著「機能性食品素材便覧」薬事日報社、2005 年
54. 下方浩史「養生訓に学ぶ！病気にならない生き方」素朴社、2013
55. 下中邦彦（編集発行）「国民百科事典 6」平凡社、1977 年
56. 末松清志「ことわざ・格言にならう安全衛生訓」労働新聞社、2013 年
57. 杉田敏「ビジネスで使えることわざ」講談社インターナショナル、2001 年
58. 宗田　一「健康と病の民族誌　医と心のルーツ」健友館、1981 年
59. 曾根田憲三、ケネス・アンダーソン「英語ことわざ用法辞典」大学書林、1987 年

60. 高柳和江「笑いの医力」西村書店、2009 年
61. 田多井吉之介（訳）、Rene Dubos「健康という幻想」紀伊國屋書店、1977 年
62. 舘　隣・舘　澄江（訳）、Walter B. Cannon（著）「からだの知恵―この不思議なもの」講談社、1981 年
63. 田辺貞之助（訳）、Jacques Pineau（著）「フランスのことわざ」白水社、1991 年
64. 筑波常治「米食・肉食の文明」NHK 出版、1969 年
65. 時田昌瑞「岩波ことわざ辞典」岩波書店、2003 年
66. 戸田　豊（編）「現代英語ことわざ辞典」リーベル出版、2004 年
67. 富野幹雄、クララ・M・マルヤマ「ポルトガル語ことわざ用法辞典」大学書林、2003 年
68. 外山滋比古（他編）「英語名句事典」大修館書店、1994 年
69. 外山滋比古「新版 ことわざの論理」東京書籍、2010 年
70. 外山幹夫「医療福祉の祖　長与専斎」思文閣出版、2002 年
71. 長崎福三「肉食文化と魚食文化」農文協、1999 年
72. 中西秀男（訳）、Ronald Ridout, Clifford Witting（著）「常識としての英語の諺 800」北星社、1973 年
73. 長野　敬（訳）、John Daintith, Amanda Isaacs（編）「医をめぐる言葉の辞典―誕生から臨終まで」青土社、1993 年
74. 永山久夫「和食ことわざ事典」東京堂出版、2014 年
75. 西谷裕子（編）「たべものことわざ辞典」東京堂出版、2005 年
76. 西谷裕子（編）「世界たべものことわざ辞典」東京堂出版、2007 年
77. 日本咀嚼学会編「咀嚼の本」口腔保健協会、2008 年
78. 日本咀嚼学会監修「サイコレオロジーと咀嚼」建帛社、1995
79. 日本茶業中央会（企画）、衛藤英雄 他編集「茶の機能」農山漁村文化協会、2013 年
80. 延原政行（編）「ことわざ事典 7000 語」金園社、2002 年
81. 橋詰直孝（監訳）、Adriane Fugh-Berman（著）「エビデンスに基づくハーブ ＆ サプリメント事典」南江堂、2008 年
82. 林啓子、山内恵子他「笑みからチカラ」メディカルレビュー社、2005 年
83. 原　勝文「健康・言い伝え・雑学事典」東洋医学舎、2000 年
84. 坂東　浩「イラストと川柳で学ぶ糖尿病」総合医学社、2003 年
85. 日野原重明「日野原重明著作集Ⅱ『医のアート』」中央法規、1987 年
86. 日野原重明（訳）、Fredrick A. Willius（編）「メイヨー兄弟の格言集」近代出版、2004 年

87. 福井次矢（訳）、Clifton K. Meador（編）「ドクターズルール425－医師の心得集」
南江堂、1995年
88. 福井次矢（訳）、Clifton K. Meador（編）「ドクターズルール238　第2集」
南江堂、2001年
89. 福田勝路「心と体に良く効く名言800」KKロングセラーズ、1990年
90. 保坂弘司「ことわざ名言集」学燈社、1989年
91. 本間千枝子「健康を食べよう―りんごの本」文化出版局、1985年
92. 増田　綱他「新和英大辞典 第4版」研究社、1974年
93. 松田　鏡（訳）、Norman Cousins（著）「笑いと治癒力」岩波書店、1996年
94. 丸山　博「森鴎外と衛生学」勁草書房、1984年
95. 村上和雄「笑う！遺伝子―笑って健康遺伝子スイッチON」一二三書房、2004年
96. 村上和雄「サムシング・グレート」サンマーク出版、2005年
97. 籾山政子「疾病と地域・季節」大明堂、1971年
98. 柳田国男「なぞとことわざ」講談社、2006年
99. 矢野文雄「知っておきたい英語の諺」三友社出版、1983年
100. 山口百々男、J・マックリンデン「日英諺いろはカルタ」研究社、1994年
101. 山口百々男（編）「和英・日本語ことわざ辞典」研究社、1999年
102. 山崎信三、フェリペ・カルバホ「スペイン語ことわざ用法辞典」大学書林、
1998年
103. 山中克己「独居高齢者の食生活と栄養」公衆衛生（76）、697-701、2012年
104. 山中克己 他「わが国の8020運動、研究の軌跡」日本口腔ケア学会雑誌、4．
5-11、2010年
105. 山本勝彦、山中克己「食と薬の相互作用」幸書房、2016年
106. 山本忠尚（監修）創元社編集部（編）「日英比較ことわざ事典」創元社、1993年
107. 山本徳子「現代に生きる養生の知恵―ことわざ東洋医学」医道の日本社、2005年
108. 山本義雄「命あってのもの種　ことわざ養生訓」近代文芸社、1995年
109. 家森幸男「大豆は世界を救う」法研、2015年
110. 横井教孝 他「薬膳と中医学」建帛社、2006年
111. レベッカ・ミルナー「ビジネスで使える英語のことわざ・名言100」
IBCパブリッシング、2016年

【英　文】（著者・アルファベット順）

112. Bartlett Jere Whiting, Modern Proverbs and Proverbial Sayings, Harvard University Press, Cambridge, Massachusetts in London, 1989
113. Clifton K.Meador, A Little Book of Doctors' Rule, Hanley & Belfus, Philadelphia, 1992
114. David Galef (Compiled and translated), "Even Monkeys fall from trees" and other Japanese proverbs, Charles E. Tuttle Company, Tokyo, 1987
115. David Galef, Japanese Proverbs ― wit and wisdom, Tuttle Publishing, Tokyo, 2012
116. Hans Selye, The Stress of Life, McGraw-Hill Book Company, New York, 1956
117. Ivor H. Evans (revised), Brewer's dictionary of Phrase & fable, 14th edition, 1994
118. Jerzy Gluski, Proverbs, Elsevier, Amsterdam, London, New York, 1971
119. John Daintith, Amanda Isaacs (edited), Medical Quotes A Thematic Dictionary, Facts on File, Oxford, New York, 1989
120. John Simpson, The Concise Oxford Dictionary of Proverbs, second edition, Oxford University Press, Oxford, New York, 1997
121. Ronald Ridout, Clifford Witting, English Proverbs Explained, Pan Books, London, 1967
122. Rosalie Hammerschmidt and Clifton K. Meador, A Little Book of Nurses' Rule, Hanley & Belfus, Philadelphia, 1993
123. Sanki Ichikawa, Masami Nishikawa, Mamoru Shimizu (edited), The Kenkyusha Dictionary of English Quotations, Kenkyusha, Tokyo, 1952
124. The Economist Intelligence Unit, The 2015 Quality of Death Index Ranking palliative care across the world, The Economist Intelligence Unit Limited, 2015
125. Walter B. Cannon, The wisdom of the body, W-W-Norton Company IB, New York, 1963
126. Wilson F.P. (edited), The Oxford Dictionary of English Proverbs, Oxford University Press, Oxford, 1995
127. Wolfgang Mieder (edited), A Dictionary of American Proverbs, Oxford University Press, Oxford, 1992

― 索　引 ―

＜諺（日本語）＞

【 あ行 】

悪草（あくそう）	33
朝起き	8
朝寝	9
甘い物	141
洗い	84
蟻	118,148
アルコール	102
憐れむ	126
アンコウ（鮟鱇）	84
胃	56,138,146
家の宝	38
生きる	20,47,62
石車（いしくるま）	141
医食同源	70
一汁三菜	65
一姫二太郎	32
遺伝	26
犬	21,30
衣服	63,79
いらいら食い	59
色	22
イワシ（鰯）	83,84
因果	37
有為転変（ういてんぺん）	17
氏	27
氏素性	26
うなぎ・ウナギ（鰻）	59,84
生みの親	36
梅干	59
瓜の蔓（うりのつる）	26
運転	102
運動	9
衛生	130
英知	153
英雄	22,47
狼	147
大皿	56
奥歯	142
踊り	30
溺れる人	96
親	26,36
親心	37
オリザニン	68
オンス	128
恩寵（おんちょう）	39
女心	23

【 か行 】

下医	122
介護	41
蛙	26
柿	110
牡蠣（かき）	85

姦しい（かしましい）	23	口車	141
過食	56	苦悩	18
かすがい	32	首枷（くびかせ）	33
風邪	57,115	クリスマス	111
刀	7,56	黒パン	79
合併症	117	軍隊	146
蟹	84	経験	38,152
カボチャ	110	ケーキ	89
裃（かみしも）	140	外科医	120
噛む	11,142	結婚	24
亀の甲	38	健康	2,3,5,7,12,55,97
軽い夕食	53		105,126,128,134
鰈（かれい）	84	賢者	28
棺桶（かんおけ）	101	健全な身体	1
寒カレイ（鰈）	85	健全な精神	1
肝臓	148	孝行	37
看病	41	膏肓（こうこう）	105
寒ブリ（鰤）	85	子馬	30
寒ボラ（鯔）	85	高齢者	38,40
気から	108,114	コーチ	120
季節と病気	110	穀草（こくそう）	33
貴賎	44	心	34,37,96,108,114,137
狐	39	乞食	43
牛乳	90	孤食	57
共食	57	子ども	27,31,32,36,39,47
空想	114	ことわざ	152
空腹	50,55,80	古米	78
苦言（くげん）	135		
くじ引き	24	【 さ行 】	
愚者	14	財布	107
薬屋	95	最良のソース	50
果物	54,74	魚	56,83
口	39,44,129,133,139	鮭（さけ）	85

酒	38,94
雑草	33
鯖（さば）	85
三界（さんかい）	23,33
三文安（さんもんやす）	37
死	43,48
歯科医	72
子宮	36
死後の世界	47
資質	29
詩人	27
死生	121
舌	139,141,142
死神	43,103
四百四病（しひゃくしびょう）	106
十人十色	149
上医	122
正直者	33
小食	52
しらみ	26
尻がい	38
白パン	79
進軍	146
心身症	108
人生	14,17,18,114
身土不二（しんどふじ）	64
新米	78
心労	113
甚六（じんろく）	34
睡眠	12
スズキ（鱸）	84
雀	30,70

ストレス	113
精	84
性格	26,31
世界一の健康食	66
絶食	55,115
節制	52,105,129
宣言	45
千の倉	32
僧侶	120
惣領（そうりょう）	34
咀嚼（そしゃく）	10
育ち	27,37
育ての親	36
ソロモン	14
尊厳死	45

【 た行 】

タイ（鯛）	83
大食	55,115
大食漢	56
大豆	75
橙（だいだい）	110
台所	51
唾液	144
宝	32,38
煙草	53,97,101
食べ合わせ	59
食べる物	62
卵	26,82
男子	22
胆汁	148
血	103,147
チーズ	90

地産地消	64	肉屋	124
茶	86	鰊（にしん）	84
中医	122	乳製品	90
中風	110	入浴	130
聴罪師（ちょうざいし）	121	人間形成	27,31
長寿	20	人参	83
朝食	53	ニンニク	91
長命	39	猫	11,80,113
長老	28	脳死	45
治療師	15		
漬物	51	**【 は行 】**	
唾	144	歯	56,79,138,141
剣	55,141,142	蠅（はえ）	140,148
手習い	31,124	墓	14,124
天才	150	馬鹿	150
糖尿病	116	墓場	30,56
同病	126	八十	31
時	15,17,35,106,128,147	八十八夜	88
とげ	26	八丁	140
年の功	38	8020運動	143
年寄り	37,38,40	ハト	26
富	3	早起き	7
虎	140	バラ	26
		腹八分目	52,88
【 な行 】		パン	20,51,79,91
長生き	5,18,20,38,52,129	晩餐	51,54
茄子（なすび）	26,37	斑点	26
七光	37	万能薬	96
生血	84	肘	121
肉	56,63,81	脾臓	148
肉食偏重	81	肥満	111
憎まれっ子	33	肥満腹	111
		百害	97

豹	26	もみ殻	39
昼寝	9		
枇杷（びわ）	110	**【 や行 】**	
河豚（ふぐ）	84	野菜	74
服装	81	夜食	53,56
不死	20	ヤブ医者	124
プディング	89	病の器	104
ブドウ酒	80,90	遊芸（ゆうげい）	96
鰤（ぶり）	85	夕食	53
古傷	106	ゆりかご	30
不老	20	養育	29
文明	116	養生	41,52,134
弁護士	120	予防	114,128
暴飲家	96		
法王	43	**【 ら行 】**	
包帯	120	律義者（りちぎもの）	33
蓬莱（ほうらい）	20	良医	121
墓穴	56,141	良薬	5,133,135
墓地	111,124	料理人	51,63
ほめ言葉	89,91	りんご	72
ポンド	128	冷酒	38
		老年	39
【 ま行 】		老齢	39,40
前歯	142	六十	31
鱒（ます）	85	ロバ	51
まむし	26		
万病	55,81,114,115,144	**【 わ行 】**	
蜜柑（みかん）	110	若い時	35,106
水	40,83,96,147	若気	35
三つ子の魂	30	鷲（わし）	26
耳	133,139,146	和食	65,66
目	77,137,139,147	罠	39
瞑眩（めんげん）	134	笑い	5,13

＜ 諺（英語）＞

alcohol drinking	102
ant	148
apple	72
army	146
bath	130
beggar	43
belly	52,56,77 111,138,146
best sauce	50
binge eating	59
birth	27
blood	147
bread	79
breeding	27
care	41,108,113
carrot	83
cat	11,80,113
children	26,32,36 39,40,47
civilization	116
cloth	62,79,81
coffin	101
cold	34,115
colt	30
corn	33
crab	84
cradle	30
dance	30
death	43,45
diabetes mellitus	116
dignified death	45
dog	21,30,40,89
driving	102
ear	136,139,146
eating alone	57
eating together	57
eel	59
eternal youth	20
exercise	9
experience	19,152
eye	137
fancy	24,108
fat body	111
fly	140,148
fool	14,24,39,121,150
four hundred and four diseases	106
fox	39
fruit	29,74
future	33
garlic	91
genius	31,150
god	36,63,120,133
good medicine	5,133,135
grave	14,30,33,56,124,141
healer	15
healthiest food	66
heart	137
herring	84
human being's body and land	64
hundred evils	97
hunger	50
ill weed	33
immortality	20
inferior doctor	122
land	64
life	14,17,18,21, 30,34,47 53,79,96,105,108,151
light supper	53

live	5,20,30,38,47,62,80	sake	94
living will	45	saliva	144
local consumption	64	same disease	126
local production	64	sardine	83
long life	18,39,53	sleep	6,12,34,53
longevity	20	smoking	97
lottery	24	soybean	75
love affair	22	sparrow	30
man	4,22,25,125	spice of life	114
many dishes	55	spleen	148
march	146	staff of life	79
marriage	24	starve	115
master	28	superior doctor	122
mastication	10	sweet thing	141
meat	81	sympathy	126
mediocre doctor	122	tea	86
milk	90,96	teeth	56,141
misery	18,126,136	temperance	52,129
mouth	39,129,133,139	ten men	149
nature	16,29,132	ten tastes	149
nursing	41	three kinds of dishes	65
nurture	29	time	15,17,40,44,153
old age	30,39,40,96	treasure	32
old sin	106	trick	39,40
one soup	65	umeboshi	59
oryzanin	68	unpleasant advice	135
parents	26,27,34,36,151	veggie	74
past	33,140	vessel of diseases	104
patriarch	28	water	96,147
persimmon	110	weed	33
pope	43	wine	38,80,94
praise	89,151	wisdom	152
present	33,38	wolf	147
prevention	128	womb	36
proverb	152	world after death	47
pudding	89	worry	108,113
purse	107,125	youth	16,20,30,35,39,147

＜ 解説（日本語）＞

【 あ行 】

アート	41
RNA ウイルス	116
青魚	83
あげ	76
揚げる	65
アジ（鯵）	83
アスコルキナーゼ	60
アファメーション	109
アフリカ	63
アポトーシス	45
アマンタジン	116
アミノ酸類	86
アミラーゼ	145
アメリカ	75
アラビア	116
アレルギー反応	82
あわ	64,75
アンタブス（ノックビン）	95
安楽死	49
胃炎	107
医学教育	122
医学伝習所	122
怒り	55
胃がん	97
イギリス	75
医師開業免許	123
医制	122
イソフラボン	76
イタイイタイ病	107
偉大なもの	42
イタリア	75
イチゴ	74
一病息災	126
遺伝素因	67
医療保険	107
胃ろう	46
鰯（いわし）	83
インスタント食	58
インスリン	50
インド	79
インフルエンザ・ウイルス	115
ウイルス	132
ヴェサリウス	137
ウーロン茶	86
牛	63
うま味	66
運動	67
運動障害	117
運動療法	117
英国国民	18
エイコサペンタエン酸（EPA）	83
エイズ	115
衛生学大意	130
衛生行政	122
衛生新編	131
栄養機能食品	71
栄養補給	46
エジプト	94

エスキモー人	83		カドミウム汚染	107
エストロゲン	76		カナダ	75
江戸煩い	69		火病	106
エネルギー	62		カフェイン	86
炎症	107		粥	77
塩蔵物	68		カリウム	110
横隔膜	105		カリブー	63
大江健三郎	1		カリフォルニア州	64
オーストラリア	75		カルシウム	60
オーストリア	75		カルシウム拮抗薬	60
大麦	64		カルチトニン	50
お茶タンニン	86		カレーライス	67,68
沢潟久敬（おもだか）	3		ガレヌス	137
			カロリー制限	53
【 か行 】			がん	28,107
貝	62		環境汚染	67
外因	108		環境保健学教室	131
貝原益軒	52,60		漢方医	123
解剖	137		甘味	66
潰瘍	107		顔面紅潮	95
化学療法剤	133		緩和ケア	49
柿	71,118		気圧	132
餓鬼	48		気温	132
格言	152		飢餓	55
過剰投薬	134		吉日（きちじつ）	104
かぜ症候群	115		キトサン	71
風病	106		ギネスブック	32
かため食い	59		機能回復	128
脚気	67,69		木の実	62
合食禁（がっしょくきん）			キャノン	132
	59		キャベツ	118
カテキン類	75,86		キュア	41
果糖	72		急性中毒	94

旧約聖書	5	結石患者	119
教育制度	31	血中アルコール濃度	102
凶日（きょうじつ）	104	血中濃度	83
強壮剤	92	血友病	28
杏林（きょうりん）	123	健康増進	128
玉露	87	現世	37
ギリシャ	75,116	玄米	69
ギリシャ文明	137	玄米茶	87
キリスト教	48,55	鯉（たい）	83
金言	152	抗ウイルス剤	116
禁固	103	口腔がん	97,100
筋弛緩法	109	合計特殊出生率	34
禁酒運動	102	高血圧	28
銀杏	71	高血圧症	117
勤勉者	33	高血圧性疾患	126
グアバ葉		抗結核剤	133
ポリフェノール	71	光合成	62
食い合わせ	60	抗酸化作用	76
空気組成	132	孔子	123
空腸ろう	46	高脂血症	117
茎茶	87	公衆衛生	122
グリセミック・		抗生物質	133
インデックス	117	紅茶	86
くりのべ食い	58,59	喉頭がん	97,100
クリフトン・		抗不安薬	60
ミーダー	134	ごう慢	55
グルカゴン	50	五感	65
クルミ	71	呼吸法	109
グレープフルーツ		国営医療	107
ジュース	60	国際保健学教室	131
クローン	26	黒死病	107
ケア	41	穀類	75
血圧	28	国連教育科学文化機関	

170

（UNESCO）	65	砂糖	66
五穀	75	サバ（鯖）	83
五色	65	サポニン	76
個食	58	サル	53
固食	58	猿酒伝説	94
小食	58	サルファ剤	133
濃食	58	算術	123
粉食	58	三多一少	117
コス島	119	サンマ（秋刀魚）	83
五世	37	酸味	66
国家試験	123	死因統計	69
骨粗鬆症	60	ジェンダー	99
粉食文化圏	79	塩	66
粉茶	87	塩味	66
ごはん	65	視覚	66
五法	65	色界	33
ごま	71	自彊術	
五味	65	（じきょうじゅつ）	109
小麦	64	色欲	55
米	63	死刑	103
コレラ	28	地獄	48
コロンブス	97	自殺	119
昆虫	62	歯周疾患	126
		シスタチン	145
【 さ行 】		自然発酵	94
サービング	74	疾病	106
サイエンス	41	疾病予防	128
細菌	132	失明	117
在胎期間	32	屎尿	118
催眠療法	109	死の準備教育	49
魚	63	死のプログラム	45
酒	77	自爆	48
刺身	60	自発呼吸の停止	45

自販機	86	食肉禁止令	68
脂肪	75	植物状態	46
脂肪細胞	112	食物	67
社交ダンス	109	食物繊維	72,118
シャリ（舎利）	78	女性ホルモン	76
臭覚	66	触覚	66
習慣性	97	自律訓練法	109
十二指腸潰瘍	98,107	心筋梗塞	83
終末期	49	箴言（しんげん）	152
出産可能年齢	32	人工心肺装置	46
出生率	32	人工透析	117
受動喫煙	99	心疾患	101
修羅	48	真珠	138
循環器系	126	腎臓がん	97
循環器系疾患	126	心臓の拍動停止	45
生姜	71	新陣代謝	32
消化不良	60	酢	66,77
生者必滅	43	スイカ	60,71,74
常染色体	22	水洗便所	118
焼酎	103	膵臓がん	97
小動物	62	すき焼き	67,68
小児麻痺	107	鈴木梅太郎	68
生薬	133	ストレプトマイシン	133
醤油	66,76	スペイン風邪	116
少量	135	スポンサーシップ	100
食塩摂取量	67	精子	22
職業	67	性染色体	22
食合禁	59	生命維持装置	46
食事回数	54	西洋舞踊	109
食事制限	53	世界禁煙デー	98
食事療法	117	世界保健機関（WHO）	2,98,99
食生活指針	74		
食道がん	97,100	脊椎障害	126

赤痢	28,107
世代交代	32
摂食中枢	50
絶食療法	53
セットポイント説	112
切腹	48
せり	71
セリエ	113,132
世話	41
染色体	22
全身適応症候群	132
前世	37
煎茶	87
全発酵	86
専門家	119
川柳	117
躁うつ病	126
臓器提供	46
早期発見	128
雑炊	77
息災延命	126
そば	64
尊厳死	49

【 た行 】

鯛（たい）	83
大学医学部	123
体格指数	112
大気汚染	28
太極拳	109
対光反射	45
大根	60,118
大豆	118
大豆オリゴ糖	76
橙（だいだい）	110
第二次世界大戦	55,65,130
大脳	46
堕胎	119
煙草	67
たばこの広告	100
WHO スローガン	98
卵	62
タロイモ	63
短期間	135
単純	135
炭水化物	75
タンニン	60
たんぱく質	75
地域社会	31,49
地域消費	64
地域生産	64
知覚障害	117
地球環境	76
畜生	48
地病	106
茶摘み	88
茶ポリフェノール	71
中国	116
中国料理店	70
昼食	54
中心静脈栄養法	46
中性脂肪	75
中薬	71
懲役	103
聴覚	66

調身	109
調心	109
調息	109
調理	58
治療	128
低血圧	28
低血糖	50
適塾	122
天	48
天国	48
伝承童話	8
伝染病の流行	67
てん茶	87
天ぷら	60
でんぷん	94,145
デンマーク人	83
糖衣錠	133
導引術	109
糖血病	117
統合失調症	126
瞳孔の散大	45
豆乳	76
糖尿病	28
糖尿病性神経障害	117
糖尿病性腎症	117
糖尿病性網膜症	117
豆腐	76
動物実験	97
動物性たんぱく質	68
とうもろこし	64
道路交通法	102
特定保健用食品	71
特別攻撃隊	48

ドコサヘキサエン酸（DHA）	83
トマト	74
トルコ	79
奴隷	119
豚カツ	67,68

【 な行 】

ナイアシン	69
内因	108
内部環境	132
長与専斎	122,130
ながら食い	59
納豆	60,76
ナトリウム	111
七つの大罪	55
怠け	55
生のまま	65
苦味	66
肉	63
西インド諸島	97
日本衛生学会	130
日本歯科医師会	142
日本食	65
日本肥満学会	112
日本舞踊	109
ニューギニアの高地人	63
ニラ	71
煮る	65
鶏	63
人間	48
ニンジン	60

認知・行動療法	109
糠（ぬか）	69,70
ネギ	71
ねたみ	55
農業	55
脳梗塞	126

【は行】

肺がん	97,100,107
白皮症	28
白米	69
罰金	103
ハムバーグ	67
早飯	59
パラチノース	71
万国共通語	138
番茶	87
販売促進	100
半発酵	86
ハンムラビ法典	102
ビーフ	81
ビール	18
ひえ	64,75
鼻腔栄養法	46
ビタミンB_1	69,70,76
ビタミンB_2	69,70,76
ビタミンC	60
ビタミン欠乏症	68
ビタミン類	86
羊	63,81
非特異性急性カタル性炎症	115
一人っ子政策	33
ヒポクラテス	119
肥満症	117
秘密	120
病院	123
標準サイズ	57
ヒレ	83
疲労回復	92
ファイヴ・ア・デイ運動	74
不飲酒	102
武士	48
豚	63
仏教	68
物欲	55
ブドウ糖	50,72
フラボノイド類	75
プレーン・パケージ	100
不老長寿	133
不老不死	133
フンク	69
米国医師会	10
米国公衆衛生総監	98
米国スポーツ医学大学	10
ペスト菌	107
ペットボトル	86
ペニシリン	133
ペルオキシダーゼ	145
方技（ほうぎ）	119
膀胱がん	97,100
ほうじ茶	87
ポーク	81
ポーションサイズ	57

保健機能食品	71
ホメオスタシス	132
ポリフェノール類	75
ポンペ	122

【ま行】

マーケティング	99
マウス	52
末梢静脈栄養法	46
抹茶	87
マトン	81
豆	75
麻薬	46
慢性中毒	94
満腹中枢	50
味覚	66
みかん	71
ミケランジェロ	137
水病	106
味噌	66,76,77
ミネラル類	86
無煙環境	98
麦	75
無機質	76
無色界	33
蒸す	65
ムチン	145
無病息災	126
名言	152
明治時代	67
瞑想法	109
飯	77
メロン	74

餅	77
モモ	83
もやし	76
森鴎外	130
文部省医務局長	122

【や行】

焼きバナナ	63
焼く	65
薬食一如	
（やくしょくいちにょ）	71
薬食同源	70,71
薬膳料理	70
薬物療法	117
山芋	71
山脇東洋	137
遊離脂肪酸	50
柚	110
ユヴェナリス	1
養生訓	52,60
ヨーガ	109
ヨクイニン	71
欲界	33
ヨハン・セバス	
ティアン・バッハ	26
予防医学教室	131

【ら行】

ラージサイズ化	57
ライ麦	64,80
ラム	81
卵子	22
陸軍衛生教程	130

リゾチーム	145		レプチン	112
リハビリテーション	128		錬金術	133
リビング・ウイル	49		レンコン	71
りんご	118		ローマ	116
リン酸	60			
輪廻転生			**【 わ行 】**	
（りんねてんしょう）	48		ワクチンメーカー	116
ルネ・デュボス	3		ワサビ	60
冷蔵庫	67		ワルファリン	60
レシチン	76			

＜ 解説（英語）＞

American College of			Juvenalis	1
Sports Medicine	10		living will	49
beef	81		meat	63
beriberi	67		Michelangelo	137
BMI:body mass index	112		Mother Goose Rhymes	8
Cannon	132		mutton	81
Casimir Funk	69		Pompe	122
Clifton K. Meador	134		pork	81
Cock-Crow	8		promotion	100
cure	41		ram	81
eighty twenty movement			Rene Dubos	3
	143		serving	74
Galenus	137		sheep	81
general adaptation			skittle	18
syndrome	132		something great	42
glycemic index：GI	117		sponsorship	100
Hans Selye	113,132		tax	100
Hippocrates	119		tobacco advertising	100
homeostasis	132		UNESCO	65
Johan Sebastian Bach	26		Vesalius	137

<著者紹介>

山中　克己（やまなか　かつみ）

	1961年	三重県立大学・医学部卒業　医学博士
主な職歴	1962年	名古屋市衛生局医師
	1971年	厚生省統計調査部厚生技官
	1974年	名古屋市衛生研究所副所長・環境医学部長
	1987年	名古屋市衛生局保健担当参事
	1989年	名古屋市中村保健所長
	1993年	名古屋市衛生研究所長
	1997年	名古屋市中央看護専門学校長
	2002年	名古屋学芸大学管理栄養学部長/教授　現在に至る。
専　　門		健康管理学、公衆衛生学
主　　著		CDC疫学の実践（共訳）
		食と薬の相互作用（共著）
		管理栄養士のための経営管理（監訳）など
社会的役割		日本口腔ケア学会　副理事長
		名古屋市感染症診査協議会会長
		名古屋市介護認定審査会委員
学　　会		日本公衆衛生学会

健　康 ことわざ集（付・英訳）

2018年3月1日　初版発行
　　　著　者　Ⓒ 山中　克己

　　　発行所　（株）東京教学社
　　　　　　　112-0002 東京都文京区小石川 3-10-5
　　　　　　　TEL（03）3868-2405
　　　　　　　http://www.tokyokyogakusha.com/
　　　印刷所　（株）メデューム

ISBN978-4-8082-8084-0